全国卫生高等职业教育规划教材辅导教材

供护理类专业用

外科护理学学习指导

—— • 第 3 版 • ——

主　　编　路　潜　韩斌如

副 主 编　张燕京　邹继华　王大成　祝水英

学术编书　杨　萍

编　　委　（按姓名汉语拼音排序）

曹　辉（惠州卫生职业技术学院）　　　　薛晓燕（山西医科大学汾阳学院）

高凤莉（首都医科大学）　　　　　　　　杨　萍（北京大学医学部）

韩斌如（首都医科大学）　　　　　　　　杨立慧（保山中医药高等专科学校）

金三丽（北京大学医学部）　　　　　　　袁　渊（铜仁职业技术学院）

林建兴（漳州卫生职业学院）　　　　　　张琳娜（承德医学院）

路　潜（北京大学医学部）　　　　　　　张燕京（北京卫生职业学院）

庞　冬（北京大学医学部）　　　　　　　周秀芳（哈尔滨医科大学大庆校区）

孙先越（大庆医学高等专科学校）　　　　祝水英（江西医学高等专科学校）

王大成（乌兰察布医学高等专科学校）　　邹继华（哈尔滨医科大学大庆校区）

北京大学医学出版社

WAIKE HULIXUE XUEXI ZHIDAO

图书在版编目（CIP）数据

外科护理学学习指导/路潜，韩斌如主编. —3 版. —北京：
北京大学医学出版社, 2014. 12

ISBN 978-7-5659-0961-0

Ⅰ. ①外⋯　Ⅱ. ①路⋯ ②韩⋯　Ⅲ. ①外科学-护理学-
高等职业教育-教学参考资料　Ⅳ. ①R473. 6

中国版本图书馆 CIP 数据核字（2014）第 234288 号

外科护理学学习指导（第 3 版）

主　　编：路　潜　韩斌如
出版发行：北京大学医学出版社
地　　址：（100191）北京市海淀区学院路 38 号 北京大学医学部院内
电　　话：发行部 010 - 82802230；图书邮购 010 - 82802495
网　　址：http://www.pumpress.com.cn
E - mail：booksale@bjmu.edu.cn
印　　刷：北京瑞达方舟印务有限公司
经　　销：新华书店
责任编辑：李　娜　　责任校对：金彤文　　责任印制：罗德刚
开　　本：787mm×1092mm　1/16　　印张：12.25　　字数：307 千字
版　　次：2000 年 6 月第 1 版　2014 年 12 月第 3 版　2014 年 12 月第 1 次印刷
书　　号：ISBN 978-7-5659-0961-0
定　　价：25.00 元

全国卫生高等职业教育规划教材辅导教材编写说明

　　本套学习指导是全国卫生高等职业教育规划教材的配套辅导教材。编写目的是便于学生理解和掌握主教材知识，提高实训实践能力，可作为相应课程的学习辅助用书、专升本考试复习资料、国家执业助理医师及护士执业资格考试的备考用书。

　　学习指导按照相应主教材章节顺序编排，每章（节）均包含测试题、参考答案。其中测试题涵盖教材主要知识点，同时紧扣执业助理医师、护士执业资格考试大纲，力求贴近执业资格考试的题型及试题比例。参考答案提供答题要点及思路，旨在提高学生的自主学习和自查自测能力。

　　书后附三套模拟试卷及参考答案。试题兼顾各章重点内容，题型覆盖日常考查、考试的常见题型，以及专升本考试、执业资格考试题型，便于学生自我检验学习效果，熟悉考试题型，明确考核的具体要求。

第3版前言

　　本书是与全国卫生高等职业教育规划教材《外科护理学》（第3版）配套使用的学习指导，内容包括测试题、参考答案及解析。测试题有4种题型：名词解释、选择题、简答题和病例分析题。选择题有A1/A2型题和A3/A4型题。A1/A2型题有5个备选答案，从中选择1个最佳答案；A3/A4型题提供1个案例，下设若干道考题，每题有5个备选答案，从中选择1个最佳答案。上述测试题的形式及难度也与护士执业资格考试基本相近。病例分析题要求根据所提供病例，结合所学知识，进行分析说明。测试题均给出参考答案，其中简答题和病例分析题仅给出答题要点，选择题还给出题解，以帮助学生进一步掌握相关知识点。通过习题练习，学生可以熟悉考试题型，复习、巩固和强化所学知识，同时评价学习效果。

　　本书在编写过程中得到北京大学护理学院领导和同事的关心和帮助，北京大学护理学院外科护理学教研室的老师们提供了许多宝贵意见，并帮助修改、校订，在此表示衷心感谢！

　　由于编写时间紧迫，也限于水平，虽尽最大努力，但难免有不足和不妥之处，恳请广大师生给予批评指正。

路　潜　韩斌如

目录

第一章 绪 论

测试题

一、简答题

1. 简述通常在外科诊治的疾病。
2. 简述外科病人及其护理的特点。

参考答案及解析

一、简答题

1. 答：根据病因将外科诊治的疾病大致分为 5 类：①损伤；②感染；③肿瘤；④畸形；⑤功能障碍性疾病。

2. 答：外科急诊多、抢救多，卧床病人多。疾病发生突然，且病情变化快，有效抢救时间常常较短。外科医师常常忙于手术，护士是与病人接触最为密切的医务人员。到外科诊治的病人多为手术而来，病人除了要承受疾病痛苦外，还要承受手术带来的身心压力，而且不同的病人对手术的认识及反应不同。另外，大多数病人是首次面对所患的外科疾病，首次面对手术治疗，通常缺乏与手术相关的知识。

（路　潜）

第二章 水、电解质、酸碱平衡失调病人的护理

测试题

一、名词解释

1. 等渗性缺水　　2. 低渗性缺水　　3. 高渗性缺水　　4. 水中毒
5. 代谢性酸中毒

二、选择题

【A1/A2 型题】

1. 临床最常见的等渗性缺水的原因是
   A. 水分摄入不足
   B. 水分丢失过多
   C. 补充等渗溶液过多
   D. 消化液长期慢性丢失
   E. 消化液的急性丧失

2. 等渗性缺水病人输入大量等渗盐水时，可出现
   A. 血钠过高
   B. 低钠血症
   C. 水中毒
   D. 高氯性酸中毒
   E. 低氯性酸中毒

3. 低钾血症病人最早出现的临床表现是
   A. 肠麻痹
   B. 肌无力
   C. 心动过缓
   D. 恶心、呕吐
   E. 腱反射减退

4. 不属于低渗性缺水的特点是
   A. 失 Na^+ 多于失水
   B. 血清 Na^+ 浓度<130mmol/L
   C. 血浆渗透压<280mmol/L
   D. 伴有细胞外液量减少
   E. 口渴明显

5. 对于需要实施补液疗法的病人，首先

要明确的问题是
   A. 补液的途径
   B. 体液失衡的类型
   C. 补液的量
   D. 液体的种类
   E. 液体的先后顺序

6. 高渗性缺水常发生于
   A. 鼻饲高浓度的肠内营养液
   B. 急性肾衰竭
   C. 慢性肾衰竭
   D. 长期胃肠减压
   E. ADH 分泌过多

7. 低渗性缺水时，体液的容量改变为
   A. 细胞外液正常，细胞内液减少
   B. 细胞外液减少，细胞内液正常
   C. 细胞外液显著减少，细胞内液轻度减少
   D. 细胞外液轻度减少，细胞内液显著减少
   E. 细胞外液、内液按比例减少

8. 男性，45 岁。严重口渴，唇舌干燥，皮肤弹性差，眼眶凹陷，精神差，烦躁，全身软弱无力，尿少。缺水量占体重的4%~6%。初步考虑为
   A. 轻度高渗性缺水
   B. 中度高渗性缺水
   C. 重度高渗性缺水

D. 中度低渗性缺水

E. 重度低渗性缺水

9. 给予水中毒病人 3%～5% 氯化钠溶液的目的是

    A. 增加容量

    B. 提高细胞外液渗透压

    C. 增加脱水效果

    D. 补充钠的不足

    E. 降低颅内压

10. 引起缺钾和低钾血症最主要的原因是

    A. 急性肾功能不全

    B. 碱中毒

    C. 长期使用 β 受体激动剂

    D. 钾摄入不足

    E. 周期性瘫痪

11. 引起高钾血症最重要的原因是

    A. 酸中毒

    B. 使用 β 受体阻断剂

    C. 洋地黄中毒

    D. 肾排钾障碍

    E. 摄钾过多

12. 代谢性酸中毒常伴发

    A. 低钠血症

    B. 高钠血症

    C. 高钾血症

    D. 低钾血症

    E. 高镁血症

13. 男性，30 岁，代谢性碱中毒病人，暂时不给该病人静脉补充氯化钾的情况是

    A. 尿量钾含量减少

    B. 尿量低于 30ml/h

    C. 尿量超过 60ml/h

    D. 尿呈酸性

    E. 尿呈碱性

14. 女性，50 岁，高钾血症病人，医嘱给予葡萄糖酸钙静脉推注，其目的是

    A. 纠正低钙

B. 对抗钾对心肌的抑制作用

C. 预防抽搐

D. 减低毛细血管的通透性

E. 提高肌张力

15. 对高渗性缺水的病人首先输入

    A. 5% 葡萄糖溶液

    B. 平衡液

    C. 林格液

    D. 右旋糖酐

    E. 3%～5% 氯化钠溶液

【A3/A4 型题】

(1～3 题共用题干)

男性，40 岁，主诉：因食管癌进食困难 1 月余，感乏力、严重口渴，尿少而色深，原体重 60kg，现体重 57kg。查体：血压、体温均正常，眼窝凹陷，唇、舌干燥，皮肤弹性差。

1. 该病人可初步诊断为

    A. 轻度高渗性缺水

    B. 中度高渗性缺水

    C. 重度高渗性缺水

    D. 等渗性缺水

    E. 低渗性缺水

2. 病人经补液后口渴减轻，测血清钾浓度为 3.1mmol/L，医嘱静脉补钾，执行医嘱前必须明确病人尿量至少为每小时

    A. 20ml

    B. 25ml

    C. 30ml

    D. 35ml

    E. 40ml

3. 将 15% 氯化钾 20ml 稀释于 5% 葡萄糖溶液中，至少需要的溶液量是

    A. 200ml

    B. 300ml

    C. 500ml

    D. 800ml

    E. 1000ml

(4～6题共用题干)

女性，40岁，因急性肠梗阻频繁呕吐，出现口渴、尿少、缺水征，血压偏低。

4. 该病人的缺水类型是
   A. 高渗性缺水
   B. 原发性缺水
   C. 低渗性缺水
   D. 继发性缺水
   E. 等渗性缺水

5. 为该病人进行液体疗法，静脉滴注应选用的液体是
   A. 5％葡萄糖液
   B. 右旋糖酐
   C. 5％葡萄糖盐水
   D. 复方氯化钠
   E. 0.3％氯化钾

6. 对于此病人纠正脱水的过程中，尤其应注意发生
   A. 低钙血症
   B. 低钾血症
   C. 低钠血症
   D. 低氯血症
   E. 低镁血症

三、简答题

1. 简述低钾血症病人静脉补钾应遵循的原则。
2. 简述补液病人病情观察内容。
3. 简述补液的原则。

四、病例分析题

1. 男性，35岁，体重60kg。腹痛、腹胀、呕吐10天，近2天上述症状加重，呕吐频繁，呈反射性，吐出物为胃内容物，不排便、排气。入院后呕吐量约1000ml，发病以来无发冷、发热，口渴不明显，自觉疲乏无力。2年前曾因胆道结石行手术治疗，术后恢复良好。于3个月前曾发生过以上症状，未经任何治疗而自行缓解。体检：T 36.8℃，P 95次/分，R 18次/分，BP 100/80mmHg。口唇及舌较干燥，眼窝凹陷，手足湿冷。心、肺检查未见异常。腹部膨隆，尤以上腹部明显，可见胃型及蠕动波。上腹部有轻度压痛，无肌紧张及反跳痛，肝脾未触及。血常规示：红细胞计数 $5.5×10^{12}$/L，血红蛋白160g/L，红细胞比容0.52，血清钠142mmol/L，血清钾4.1mmol/L，血清氯99mmol/L。X线检查腹部平片见多个液平及气胀肠袢。

请问：①此病人目前的医疗诊断是什么？②写出病人目前2个主要的护理诊断/合作性问题。③简述目前主要的护理措施。

2. 女性，51岁，糖尿病病史10年，反复住院治疗，近日病情逐步加重，前晚突然出现意识不清。体检：T 36.2℃，P 118次/分，R 36次/分，BP 120/80mmHg。面部潮红，口唇呈樱红色。神志不清，皮肤弹性稍差，呼吸加深加快，呼气有烂苹果味。心率120次/分，律齐，两肺呼吸音清，肝脾未及，腹平软，肠鸣音正常。腱反射存在，余无特殊。血清钠142mmol/L，血清氯96mmol/L，血清钾5.6 mmol/L，血 pH 为7.3。心电图示窦性心动过速。

请问：①此病人目前的医疗诊断是什么？②写出病人目前2个主要的护理诊断/合作性问题。③简述目前主要的护理措施。

参考答案及解析

一、名词解释

1. 等渗性缺水：是外科临床中最常见的缺水类型，又称急性缺水或混合型缺水。水和钠等比例丢失，血清钠在正常范围，细胞外液渗透压可保持正常。

2. 低渗性缺水：又称慢性缺水或继发性缺水，水与钠同时缺失，但缺水少于缺钠，细胞外液渗透压降低，血清钠浓度降低。

3. 高渗性缺水：又称原发性缺水，缺水多于缺钠，血清钠大于 150mmol/L，细胞外液渗透压增高。

4. 水中毒：又称稀释性低血钠，较少见。因机体摄入水总量超过排出量，水分在体内潴留，引起血浆渗透压下降和循环血量增加。

5. 代谢性酸中毒：是外科临床上最常见的酸碱平衡紊乱，由于体内酸性物质积聚或产生过多，或 HCO_3^- 丢失过多引起。

二、选择题

A1/A2 型题

1. E。等渗性缺水病人水和钠等比例丢失，主要见于消化液的急性丧失或体液丧失在感染区或软组织内。

2. D。因血浆中钠离子的含量高于氯离子，而等渗盐水中两者含量相等，故大量输入等渗盐水可导致氯离子过多而引发高氯性酸中毒。

3. B。低钾血症时，因缺钾影响神经肌肉的兴奋性，病人最早出现肌无力症状。

4. E。低渗性缺水时因细胞外液渗透压低于正常，故病人没有口渴表现。

5. B。在实施补液时，应了解病人缺什么、缺多少，因而首要的问题是明确体液失衡的类型。

6. A。高渗性缺水的主要原因是失水过多和摄水不足，可见于鼻饲高浓度的肠内营养液。

7. C。低渗性缺水时，细胞外液的渗透压降低，因此细胞外液进一步向细胞内移动，故丢失更明显。

8. B。病人出现口渴，应为高渗性缺水。缺水量占体重的 4%～6%，为中度缺水。

9. B。水中毒病人静脉滴注高渗钠溶液，目的是迅速改善体液的低渗状态和减轻脑细胞肿胀。

10. D。造成低钾的原因包括长期进食不足、钾丢失过多、钾向细胞内转移，其中最主要的是长期进食不足导致的钾摄入不足。

11. D。通过肾排泄是最重要的排钾途径，肾功能正常时，通常不会出现高钾血症。

12. C。代谢性酸中毒病人因细胞内钾与细胞外氢离子交换，常伴发高钾血症。

13. B。静脉补钾前应先了解肾功能，因肾功能不良可影响钾离子排出，每日尿量需大于 600 ml，或每小时尿量大于 30 ml，才能达到安全静脉补钾。

14. B。高钾血症时，钾离子对心肌的抑制作用会导致心律失常，此时应静脉推注钙剂以对抗钾离子的作用。

15. A。高渗性缺水病人失水多于失钠，细胞外液渗透压增加，此时应先补水，降低细胞外液的渗透压，之后适当补充钠盐。

A3/A4 型题

1. B。病人因食管癌不能正常进食，出现严重口渴，应考虑高渗性体液失衡。因除口渴外，病人还有眼窝凹陷，唇、舌干燥，皮肤弹性差的表现，应考虑为中度高渗性脱水。

2. C。静脉补钾时要求尿量需大于 600 ml，或每小时尿量大于 30 ml，才能达到安全静脉补钾。

3. E。静脉输液钾浓度不大于 0.3%。

4. E。病人因急性肠梗阻频繁呕吐导致大量体液急性丧失，通常导致等渗性缺水。

5. C。等渗性缺水病人机体既失水也失钠，钠和水等比例丢失，因此补液时需要水和钠均补充，选择等渗性溶液，常用 5% 葡萄糖盐水。

6. B。此病人在发病期间剧烈呕吐可导致钾的丢失，纠正脱水过程中因补液可使血钾进一步被稀释，且容量补足后尿量增加，也可使钾经肾排出增多，故应注意发生低钾血症。

三、简答题

1. 答：应注意浓度、速度、用量等要求：①尿量正常。静脉补钾前应先了解肾功能，因肾功能不良可影响钾离子排出，每日尿量需大于 600 ml，或每小时尿量大于 30 ml，才能达到安全静脉补钾。②浓度不高。静脉输液钾浓度不大于 0.3%，禁止静脉直接推注氯化钾，以免血钾突然升高导致心脏骤停。③速度勿快。成人静脉滴注速度每分钟不宜大于 60 滴。④总量限制、严密监测。定时监测血钾浓度，并及时调整每日补钾总量，一般禁食病人每日补钾量为 2～3 g，重症缺钾者 24 小时补钾量不宜超过 6～8 g。

2. 答：密切观察生命体征、神志和感觉情况、尿量、皮肤黏膜状况、周围静脉充盈情况，记录 24 小时出入量，并了解血常规、血气分析、血清电解质等实验室检查结果，必要时监测中心静脉压。

3. 答：通常的补液原则为：①先晶后胶，即应先输注晶体液，后输注胶体液。②先盐后糖，即先输注盐水，后输注葡萄糖水。③先快后慢，即输液速度应先快后慢，将补液总量分次完成。④见尿补钾，即每小时尿量大于 30 ml 时才能经静脉补钾。

四、病例分析题

1. 答：①医疗诊断：粘连性肠梗阻，等渗性缺水。②主要护理诊断/合作性问题：a. 体液不足：与肠梗阻导致体液丢失有关；b. 疼痛：与肠梗阻有关；c. 潜在并发症：休克。③护理措施：主要做好等渗性缺水护理以及疼痛护理。

2. 答：①医疗诊断：糖尿病、代谢性酸中毒。②主要护理诊断/合作性问题：a. 低效性呼吸型态：与呼吸异常、呼吸梗阻有关；b. 潜在并发症：意识障碍、心律不齐、休克、高钾血症。③护理措施：做好代谢性酸中毒及血糖控制的护理。

（王大成　路　潜）

第三章　外科营养支持病人的护理

测试题

一、名词解释

1. 肠内营养　　2. 肠外营养　　3. 完全胃肠外营养

二、选择题

【A1/A2 型题】

1. 女性，45 岁，经鼻胃管行肠内营养支持，灌注饮食时病人最适宜的体位是
   A. 半卧位
   B. 左侧卧位
   C. 右侧卧位
   D. 垫枕平卧位
   E. 去枕平卧位

2. 男性，65 岁，因短肠综合征拟行长期胃肠外营养支持，其营养管留置部位应是
   A. 手部静脉
   B. 足部静脉
   C. 股静脉
   D. 上腔静脉
   E. 下腔静脉

3. 外科病人营养不良的特点是
   A. 以蛋白质不足为主
   B. 以能量不足为主
   C. 维生素及矿物质摄入不足
   D. 蛋白质-能量不足
   E. 脂肪摄入不足

4. 在完全胃肠外营养中最佳的能源是
   A. 复合氨基酸
   B. 维生素
   C. 脂肪乳剂
   D. 矿物质
   E. 葡萄糖

5. 无菌环境下配置的要素饮食，其冷藏时间应小于
   A. 4 小时
   B. 8 小时
   C. 12 小时
   D. 24 小时
   E. 36 小时

6. 全胃肠外营养支持病人可能发生的最严重的代谢并发症是
   A. 低血糖
   B. 脂肪肝
   C. 肝功能损害
   D. 高渗性非酮性昏迷
   E. 高血糖

7. 以下关于肠外营养的护理正确的是
   A. 首选中心静脉途径
   B. 可经静脉营养管输血
   C. 不要经中心静脉导管取血
   D. 怀疑导管败血症时，应用抗菌药
   E. 葡萄糖、氨基酸和脂肪乳最好单独输注

8. 男性，76 岁，完全性胃肠外营养病人，营养液滴注后 2 小时出现口渴、头痛、尿多，首要的处理措施是
   A. 给氧
   B. 暂停输注
   C. 通知医师处理
   D. 应用止痛药物

E. 少量饮水以减轻口渴

9. 反映机体脂肪或能量贮备的人体测量指标是

    A. 体重

    B. 体质指数

    C. 皮褶厚度

    D. 上臂周径

    E. 上臂肌围

10. 女性，35 岁，身高 158cm，体重 45kg，其营养状况为

    A. 营养过剩

    B. 正常

    C. 轻度营养不良

    D. 中度营养不良

    E. 重度营养不良

【A3/A4 型题】

(1～3 题共用题干)

男性，36 岁，暴饮暴食后突发腹痛，疼痛呈持续性并阵发性加重，伴呕吐，体温升高，被诊断为急性坏死性胰腺炎，急诊行手术治疗。

1. 该病人术后第 2 天营养供给应采取

    A. 普食

    B. 管饲流食

    C. 要素饮食

    D. 部分胃肠外营养

    E. 完全胃肠外营养

2. 术后第 4 天，病人体温降至正常后又升高至 39.5℃，且精神不振，寒战，无腹痛、腹胀，伤口引流液少，应警惕其可能发生了

    A. 空气栓塞

    B. 低血糖症

    C. 高血糖症

D. 导管败血症

E. 急性胰腺炎复发

3. 此时应采取的有效措施是

    A. 抽血做血培养

    B. 留取营养液进行培养

    C. 局部换药一次

    D. 排除其他感染后，立即拔管

    E. 应用抗生素

(4～6 题共用题干)

男性，70 岁，因脑出血行血肿清除术后 1 周，嗜睡。病人身高 170cm，体重 56kg，血清清蛋白 27g/L，转铁蛋白 1.8g/L，无消化道出血及肠道感染，高血压 10 年，无其他合并疾病。

4. 该病人营养状况属于

    A. 正常

    B. 可能存在营养不良

    C. 轻度营养不良

    D. 中度营养不良

    E. 重度营养不良

5. 该病人营养支持方法宜首选

    A. 完全胃肠外营养

    B. 肠内＋肠外营养，以肠外为主

    C. 口服流质

    D. 置管行肠内营养

    E. 先处理原发疾病，待好转后再考虑营养支持

6. 医嘱给予留置鼻胃管，灌注匀浆膳，此方法最严重的并发症是

    A. 胃肠道不耐受

    B. 误吸

    C. 血糖紊乱

    D. 水电解质紊乱

    E. 感染

三、简答题

1. 简述肠内营养支持病人出现腹泻的原因。

2. 如何避免肠内营养支持病人出现误吸？

四、病例分析题

1. 男性，49岁，因胃癌行胃大部切除术。术后第2天经鼻肠管输入肠内营养液约500ml后出现腹胀、腹泻。

请问：①引起上述问题的主要原因是什么？②如何预防和处理病人出现上述问题？

2. 男性，36岁，因小肠扭转行小肠切除、肠吻合术。经中心静脉导管行肠外营养支持。术后第1天输注肠外营养制剂约1000ml时，病人出现多尿、口渴、头痛、神志不清。

请问：①该病人目前发生了什么并发症？②此种并发症应如何处理？

参考答案及解析

一、名词解释

1. 肠内营养：是指经消化道给予病人较全面的营养素，临床上多指经管饲提供的肠内营养。

2. 肠外营养：是指将营养物质经静脉途径供给病人。

3. 完全胃肠外营养：是指病人所需的全部营养物质都经静脉供给。

二、选择题

A1/A2 型题

1. A。经鼻胃管喂食期间或喂食后1小时抬高床头30°~45°，以促进食物借重力通过胃十二指肠括约肌，减少误吸的危险。

2. D。预计肠外营养2周以上的病人宜采用中心静脉导管输注营养液。该导管常经颈内静脉或锁骨下静脉穿刺置入上腔静脉，也可经头静脉、贵要静脉等置入中心静脉。

3. D。营养不良包括营养不足和营养过剩，在临床上两方面均有发生。外科病人常见的是蛋白质-能量营养不良。

4. E。肠外营养支持中能提供能量的营养素是氨基酸、脂肪和葡萄糖，其中葡萄糖是肠外营养主要的热能来源，也是最佳能源，既可节约蛋白质，又不增加肾的负担。

5. D。为避免营养液变质导致胃肠道并发症，营养液应现用现配，配好的营养液在室温下放置不能超过8小时，避免因放置时间过长而变质。在冰箱内冷藏时间不能超过24小时。

6. D。全胃肠外营养支持的代谢并发症包括：低血糖症及低血糖休克、高血糖症及高渗性非酮性昏迷、血清电解质紊乱、微量元素缺乏、肝功能损害等，其中高渗性非酮性昏迷可能有生命危险，是最严重的。

7. C。肠外营养支持尽可能使用中心静脉。为避免感染等并发症，不可经静脉营养管输血或取血，营养液输注宜采用全营养混合液形式。若怀疑导管败血症时，可适当应用抗菌药。

8. B。该病人出现口渴、头痛、尿多，应考虑血糖增高引起血浆渗透压增高，应停输葡萄糖溶液或含有高糖的营养液；输入低渗或等渗氯化钠溶液，以降低血浆渗透压，同时输入胰岛素，以降低血糖水平。

9. C。上述5项指标中，体重、体质指数、上臂周径均包含脂肪以及肌肉的状况，而上臂肌围反映肌肉状况，只有皮褶厚度反映机体脂肪或能量贮备。

10. C。病人目前的体重占理想体重比为84.9%，为轻度营养不良。

A3/A4 型题

1. E。病人术后肠功能尚未恢复，经口进食可能导致疾病加重，此时应采用完全胃肠外营养。

2. D。病人突然出现高热，无腹痛、腹胀，伤口引流液少，不能用切口感染或腹腔感染解释，应高度怀疑出现了导管并发症。

3. D。如果可疑有与管道有关的感染发生，应立即拔管，并对导管尖端做细菌培养及药敏测试。明确发生感染后，可遵医嘱输入抗菌药。

4. D。根据病人血浆蛋白检查结果，血清清蛋白21～27g/L、转铁蛋白1.6～1.8g/L，为中度营养不良。

5. D。该病人术后1周，嗜睡，低蛋白血症，应给予营养支持，目前无消化道出血和肠道感染等，应首选肠内营养支持。

6. B。题中选项均为肠内营养支持病人可能出现的并发症，唯误吸可导致窒息或吸入性肺炎，最为严重。

三、简答题

1. 答：腹泻的主要原因包括：①营养液输注速度过快或温度过低；②应用高渗性食物；③乳糖酶缺乏者应用含乳糖的营养液；④肠腔内脂肪酶缺乏，脂肪吸收障碍所致；⑤细菌污染营养液；⑥低蛋白血症和营养不良，病人小肠吸收能力下降；⑦同时应用某些治疗性药物。

2. 答：妥善固定营养管；选择合适的体位；估计胃残留量；病情观察，若病人突然出现呛咳、呼吸急促或咳出类似营养液的痰液，应怀疑误吸可能，应停止输注食物，立即吸出气管内的液体或食物，鼓励病人咳嗽、排痰，必要时进行气管内吸引。

四、病例分析题

1. 该病人出现腹胀、腹泻是胃肠道不耐受肠内营养制剂的表现，可能原因为输注速度过快或温度过低，或者营养液渗透压过高所致。应注意减慢灌注速度或将营养液适当加温；此外，将营养液适当稀释也可减轻病人胃肠道不耐受情况。

2. 该病人可能因高糖血症导致高渗性非酮性昏迷，主要因单位时间内输入大量葡萄糖而胰岛素相对不足，不能调节血糖水平所致。应停输葡萄糖溶液或含有高糖的营养液；输入低渗或等渗氯化钠溶液，以降低血浆渗透压，同时输入胰岛素，以降低血糖水平。

（路　潜）

第四章　外科休克病人的护理

测试题

一、名词解释

1. 休克　　2. 多系统器官功能障碍综合征

二、选择题

【A1/A2 型题】

1. 各种休克共同的病理生理基础是
   A. 血容量减少
   B. 有效循环血量锐减
   C. 心输出量减少
   D. 周围血管阻力改变
   E. 微循环变化

2. 观察休克补液是否充足，简单而有效的指标是
   A. 血压
   B. 脉搏
   C. 脉压
   D. 尿量
   E. 意识

3. 若休克病人组织灌流恢复，其最低尿量标准是
   A. 50ml/h
   B. 40ml/h
   C. 30ml/h
   D. 20ml/h
   E. 10ml/h

4. 纠正低血容量性休克，首选的液体是
   A. 5%葡萄糖溶液
   B. 平衡盐溶液
   C. 5%碳酸氢钠溶液
   D. 低分子右旋糖酐
   E. 血浆

5. 休克时使用血管扩张剂，必需的条件为
   A. 血压下降不易维持
   B. 心功能正常
   C. 与血管收缩剂联合
   D. 尿量持续减少
   E. 血容量补足

6. 以下不属于休克早期表现的是
   A. 精神紧张
   B. 皮肤苍白
   C. 肢体湿冷
   D. 脉压变小
   E. 收缩压低于 10.7kPa（80mmHg）

7. 关于休克的紧急救护，以下不正确的是
   A. 安置休克卧位
   B. 控制出血
   C. 保持呼吸道通畅
   D. 给氧 3～4L/分
   E. 镇静止痛

8. 抗休克的关键性措施是
   A. 补充血容量
   B. 治疗原发病
   C. 纠正酸中毒
   D. 使用血管活性药物
   E. 使用糖皮质激素

9. 糖皮质激素用于抗休克的药理作用，以下不正确的是
   A. 增强心肌收缩力

B. 稳定溶酶体膜

C. 抑制炎性因子产生

D. 提高对细菌内毒素的耐受力

E. 收缩扩张的血管

10. 休克病人应安置的体位是

    A. 头部抬高 20°～30°、下肢抬高 15°～20°卧位

    B. 下肢抬高 20°～30°、头部抬高 15°～20°卧位

    C. 头和躯干抬高 20°～30°、下肢抬高 15°～20°卧位

    D. 头和躯干抬高 15°～20°、下肢抬高 20°～30°卧位

    E. 头部和下肢分别抬高 25°～35°卧位

11. 关于休克病人的护理，以下不正确的是

    A. 给氧 6～8L/分

    B. 安置平卧位

    C. 使用热水袋保暖

    D. 连续心电监护

    E. 留置导尿管观察尿量

12. 男性，33 岁，因上消化大出血伴休克入院。经过 6 小时的抢救，现在血压恢复正常，但中心静脉压仍较低。对该病人正确的处理措施是

    A. 大量补液

    B. 适量补液

    C. 使用缩血管药物

    D. 使用扩血管药物

    E. 使用强心药物

13. 女性，55 岁，因股骨干骨折合并休克入院。经过 5 小时的抢救，病人现在血压偏低、中心静脉压高。对该病人正确的处理措施是

    A. 给利尿剂

    B. 大量补液

    C. 给强心剂

    D. 给糖皮质激素

    E. 给缩血管药物

14. 男性，44 岁，因严重挤压综合征合并休克入院。查体：意识不清，心率 125 次/分，血压 60/46mmHg，脉搏微弱，尿量 20ml/h。实验室检查：提示酸中毒。该病人可判定为

    A. 休克代偿期

    B. 微循环收缩期

    C. 休克期

    D. 微循环扩张期

    E. 微循环衰竭期

15. 女性，33 岁，因严重骨盆骨折合并休克入院。查体：意识清楚，反应迟钝，心率 115 次/分，血压 75/60mmHg，四肢冰凉，周围静脉瘪陷，中心静脉压 4cmH$_2$O。该病人目前所处的状况是

    A. 急性心功能不全

    B. 容量血管过度收缩

    C. 血容量相对过多

    D. 血容量相对不足

    E. 血容量严重不足

【A3/A4 型题】

(1～3 题共用题干)

男性，46 岁，因被热液烫伤 2 小时入院。查体：腰部以下及双下肢、臀部浅二度烧伤创面，有大量渗出。精神紧张，烦躁不安，口渴严重。血压 115/85mmHg，脉率 100 次/分，呼吸急促。

1. 该病人应判定为

    A. 低血容量性休克（早期）

    B. 低血容量性休克（休克期）

    C. 低血容量性休克（晚期）

    D. 创伤性休克（晚期）

    E. 创伤性休克（休克期）

2. 首要的护理措施是

    A. 给氧吸入

    B. 建立静脉通路

    C. 镇静止痛

    D. 清理呼吸道分泌物

E. 口服烧伤饮料

3. 表示休克好转的指标不包括

    A. 精神紧张转为安静

    B. 脉率减至 95 次/分

    C. 血压 120/80mmHg

    D. 创面渗出减少

    E. 尿量超过 30ml/h

（4～7 题共用题干）

女性，50 岁，因慢性胆石症 2 年，突然出现腹痛、寒战、高热、黄疸 3 天入院。查体：意识模糊，体温 40℃，呼吸急促，脉率 120 次/分，血压 90/70mmHg。皮肤、巩膜黄染。实验室检查：血白细胞 21×10^9/L，中性粒细胞 91%。

4. 该病人应判定为

    A. 急性化脓性梗阻性胆管炎，感染性休克

    B. 急性化脓性梗阻性胆管炎，低血容量性休克

    C. 急性化脓性梗阻性胆管炎，疼痛性休克

    D. 胆石症并胆道感染，创伤性休克

E. 胆石症并胆道感染，过敏性休克

5. 对该病人最根本的治疗措施是

    A. 补充血容量

    B. 手术切开胆道减压

    C. 使用抗菌药物

    D. 使用糖皮质激素

    E. 使用扩血管药物

6. 若观察中发现病人呼吸急促，频率 32 次/分，口唇发绀，给氧无改善。应考虑存在

    A. 急性肺水肿

    B. 急性呼吸窘迫综合征

    C. 急性肺不张

    D. 急性肺部感染

    E. 尿量超过 30ml/h

7. 当病人出现以上情况时，最有价值的检查方法是

    A. 血常规检查

    B. 胸部 X 线检查

    C. 动脉血气分析

    D. 血清电解质测定

    E. 肺部 CT 检查

三、简答题

1. 简述休克病人的病情观察内容。
2. 简述中心静脉压、血压与补液的关系。

四、病例分析

1. 男性，46 岁，40 分钟前因车祸致左上腹部损伤，急诊送入医院。查体：BP 85/65mmHg，P 120 次/分，R 25 次/分，面色苍白，表情淡漠，心肺正常，腹稍隆，左上腹见擦痕，并有轻压痛，移动性浊音（＋）。血常规示：血红蛋白 80g/L，红细胞 3×10^{12}/L，白细胞 8.5×10^9/L，中性粒细胞占 80%。腹腔穿刺：穿刺液为不凝固的血液。B 超检查：提示脾破裂。

请问：①该病人目前的医疗诊断是什么？②主要的护理问题是什么？③目前最主要的治疗方案是什么？

2. 女，38 岁，骑自行车被汽车撞伤左季肋区。入院时意识模糊，体温 38.7℃，左季肋区见有皮肤青紫，肢端冰冷，脉搏细弱，血压 60/40mmHg，全腹无压痛、反跳痛，患者无尿。诊断为失血性休克。

请问：①对该病人首先考虑的治疗措施是什么？②如果手术，术后需密切监测的内容有哪些？

参考答案及解析

一、名词解释

1. 休克：是机体受到强烈有害因素侵袭后，导致有效循环血容量锐减、组织灌注不足引起的以微循环障碍、代谢障碍和细胞受损为特征的病理性综合征，是严重的全身性应激反应。

2. 多系统器官功能障碍综合征：是指在急性患病的过程中，两个或两个以上器官或系统同时或序贯地发生功能障碍。

二、选择题

A1/A2 型题

1. B。有效循环血量锐减是各类休克共同的病理生理基础。

2. D。休克时肾血液灌注不足、尿量减少。当补液充足后，肾血液灌注改善，尿量增加，故判断休克补液是否充足最简单而有效的指标是尿量。

3. C。表示休克病人组织灌流恢复的最低尿量标准是 30ml/h。

4. B。纠正低血容量性休克，应先输注晶体液、后输注胶体液。平衡盐溶液钠、氯离子的浓度与血清相似，并含有一定量的碳酸氢根离子，可补充血容量，还可纠正轻度代谢性酸中毒，故为首选。

5. E。休克时使用血管扩张剂，必须以补足血容量为前提，否则可因血管扩张、回心血量减少而加重休克。

6. E。休克早期收缩压正常或略低、舒张压升高、脉压减小。收缩压低于 80mmHg，是休克期的表现。

7. D。休克时组织缺氧严重，应常规给予吸氧，流量 6～8L/分、浓度 40％～50％。

8. A。休克的基本病理生理改变是有效循环血量减少，故抗休克的关键性措施是补充血容量。

9. E。糖皮质激素用于抗休克时，具有扩张痉挛收缩的血管、增强心肌收缩力的作用，而不是收缩扩张血管的作用。

10. C。休克病人应安置头和躯干抬高 20°～30°、下肢抬高 15°～20°卧位。

11. C。休克时不宜使用热水袋保暖，因直接加温能使血管扩张，促进代谢而加重缺氧，还能使回心血量减少，可加重休克。

12. B。血压正常、中心静脉压低，表示血容量不足，应适量补液。

13. C。血压低、中心静脉压高，表示心功能不全，应给予强心剂。

14. D。微循环扩张期，相当于休克期，此时意识不清，收缩压低于 80mmHg，脉压小于 20 mmHg，尿量小于 30ml/h。

15. E。血压低（75/60mmHg），中心静脉压低（4cmH$_2$O），表明血容量严重不足。

A3/A4 型题

1. A。该病人为大面积浅二度烧伤，创面有大量渗出。出现精神紧张、烦躁不安、口渴症状；存在收缩压略低、舒张压升高、脉压减小、脉率增快、呼吸急促等体征。故应判定为低血容量性休克（早期）。

2. B。补充血容量是纠正低血容量性休克的首要措施,故建立静脉通路是首要的护理措施。

3. D。创面渗出是由烧伤后血管扩张、血浆渗出引起,渗出的多少与烧伤深度和烧伤后时间有关,与休克是否好转无关。

4. A。病人有慢性胆石症病史,突然出现腹痛、寒战、高热、黄疸等急性胆管炎表现。查体有意识模糊、高热、呼吸急促、脉率增快、血压下降、脉压明显减小等休克体征。实验室检查有白细胞计数和中性粒细胞比例明显升高等感染征象。故判定为急性化脓性梗阻性胆管炎,感染性休克。

5. B。对感染性休克最根本的治疗措施是去除感染灶,否则休克不易纠正。对该病人即为手术切开胆道减压。

6. B。病人呼吸急促、频率超过 30 次/分、口唇发绀、给氧无改善等,是急性呼吸窘迫综合征的表现。

7. C。当发生急性呼吸窘迫综合征时,体内存在缺氧、二氧化碳潴留和酸碱代谢紊乱,故最有价值的检查方法是动脉血气分析。

三、简答题

1. 答:①意识:反映脑组织灌流情况。②生命体征:若血压上升且稳定、脉搏有力、休克指数〔脉率(次/分)÷收缩压(mmHg)〕在 1.0 以下、呼吸平稳、体温维持在正常范围,表示休克好转。③皮肤、黏膜:皮肤、黏膜的色泽和温度能反映体表灌流情况。④周围静脉瘪陷和毛细血管充盈时间。⑤尿量及尿比重:是反映肾血流灌注情况的重要指标,也是判断血容量是否充足最简单而有效的指标。

2. 中心静脉压、血压与补液的关系(见下表)

中心静脉压	血压	原因	处理原则
低	低	血容量严重不足	充分补液
低	正常	血容量不足	适当补液
高	低	心功能不全或血容量相对过多	给强心药,纠正酸中毒,舒张血管
高	正常	容量血管过度收缩	舒张血管
正常	低	心功能不全或血容量不足	补液试验

四、病例分析

1. 答:①该病人目前的医疗诊断是失血性休克、脾破裂。②主要的护理问题是:a. 体液不足:与急性大量失血、失液或体液异常分布等有关。b. 组织灌注量改变:与循环血量不足、微循环障碍等有关。c. 心输出量减少:与冠状动脉供血减少、心肌缺氧和损害等有关。③最主要的治疗方案是边抗休克边手术修复脾。

2. ①该病人为失血性休克,应在抗休克治疗的同时急症手术。②术后需密切监测的内容包括:意识,生命体征,皮肤、黏膜,周围静脉瘪陷和毛细血管充盈时间,尿量及尿比重,中心静脉压。

(张燕京)

第五章 手术前病人护理

测试题

一、名词解释

围术期

二、选择题

【A1/A2 型题】

1. 按手术时限分，乳腺癌根治术属于
   A. 择期手术
   B. 限期手术
   C. 急症手术
   D. 诊断性手术
   E. 姑息性手术

2. 以下属于治疗性手术的是
   A. 淋巴结活检术
   B. 胃大部切除术
   C. 食管癌的胃造口术
   D. 重睑手术
   E. 直肠癌的结肠造口术

3. 非胃肠道手术病人术前禁食的时间是
   A. 6 小时
   B. 8 小时
   C. 10 小时
   D. 12 小时
   E. 14 小时

4. 无呼吸系统疾病的择期手术病人的术前呼吸道准备措施主要是
   A. 进行体位引流
   B. 应用抗生素
   C. 应用支气管扩张剂
   D. 口服地塞米松
   E. 戒烟

5. 备皮范围原则上应超出切口四周的距离
   A. 5cm 以上
   B. 8cm 以上
   C. 10cm 以上
   D. 15cm 以上
   E. 20cm 以上

6. 要求胃肠道手术病人术前禁食的主要目的是
   A. 避免影响手术视野
   B. 预防术后腹胀
   C. 预防麻醉中呕吐造成窒息
   D. 促进术后肠蠕动恢复
   E. 防止发生吻合口瘘

7. 骨科手术术前备皮需要的时间为
   A. 4 小时
   B. 8 小时
   C. 1 天
   D. 3 天
   E. 5 天

8. 急性化脓性阑尾炎病人的术前准备不包括
   A. 禁食、禁水
   B. 备皮
   C. 药物过敏试验
   D. 血、尿、便常规
   E. 灌肠

9. 病房温度、湿度应保持在
   A. 18～20℃，50％～60％
   B. 22～24℃，50％～60％

C. 18～20℃，56％～60％

D. 16～20℃，40％～60％

E. 20～26℃，40％～60％

【A3/A4 型题】

（1～3题共用题干）

男性，57 岁，有长期吸烟史，临床诊断为胃癌晚期，拟行胃空肠吻合术。

1. 按手术目的分，此病人的手术属于

　A. 美容性手术

　B. 治疗性手术

　C. 急诊手术

　D. 诊断性手术

　E. 姑息性手术

2. 此病人术前的肠道准备不包括

　A. 术前 12 小时禁食，4 小时禁水

　B. 口服轻泻剂

　C. 留置胃管

　D. 术前 2 日开始进流食

　E. 灌肠

3. 为预防术后并发症，此病人术前生理准备的重点为

　A. 完善各种检查

　B. 术前皮肤准备

　C. 呼吸功能锻炼：深呼吸、咳嗽、咳痰

　D. 床上二便练习

E. 充足睡眠

（4～6题共用题干）

女性，30 岁，已婚，因甲状腺癌拟行甲状腺切除术。病人紧张、焦虑，担心手术能否顺利进行。

4. 不属于此病人术前护理评估内容的是

　A. 家族史、既往史

　B. 心理社会状况

　C. 目前身体状况

　D. 个人生活情况

　E. 对手术的耐受力

5. 此病人主要的护理诊断/合作性问题为

　A. 焦虑　与担心麻醉、手术意外、疼痛等有关

　B. 营养失调：低于机体需要量

　C. 气体交换障碍　与手术后疼痛有关

　D. 体温过高　与感染有关

　E. 潜在并发症：伤口感染

6. 不属于此病人术日晨起准备的内容是

　A. 测量生命体征

　B. 开始禁食、可以饮水

　C. 更换衣物

　D. 摘去耳环、项链、戒指、手表等

　E. 遵医嘱给予术前针

三、简答题

1. 简述术前呼吸道准备的目的及深呼吸的方法。

2. 简述术前心理准备的意义。

四、病例分析题

1. 女性，40 岁，胃溃疡病史多年，曾有黑便史和呕血史。近 1 个月上腹部疼痛加重，发作无规律，进食量减少，体重减轻 5kg。住院准备接受手术治疗。病人从未做过手术，对于要接受手术非常紧张。

请问：①请列出该病人目前存在的 2 个护理诊断/合作性问题。②该病人术前应如何进行胃肠道准备？

2. 男性，65 岁，因直肠癌收入院，准备择期行直肠癌根治术。病人诉害怕在手术中死亡，担心手术不能成功。另外，病人有 30 年吸烟史，且近几日咳黄色浓痰。

请问：①针对病人心理状况如何进行护理？②为防止术后呼吸道并发症，术前应采取什么措施？

参考答案及解析

一、名词解释

围术期：指从确定手术治疗时起，至与这次手术相关的治疗基本结束为止的一段时间。可分为手术前期、手术期和手术后期三个阶段。

二、选择题

A1/A2 型题

1. B。乳腺癌属于恶性肿瘤，手术不宜过久延迟，因此乳腺癌根治术属于限期手术。

2. B。淋巴结活检术属于诊断性手术，食管癌的胃造口术和直肠癌的结肠造口术属于姑息性手术，重睑手术属于美容性手术，只有胃大部切除术属于治疗性手术。

3. D。目前非肠道手术术前应常规 12 小时禁食，4 小时禁水。

4. E。无呼吸系统疾病的择期手术病人的术前呼吸道准备措施主要是一般性的准备，如戒烟、深呼吸、咳嗽咳痰。

5. E。备皮范围需要大于预定的切口范围至少 20cm。

6. C。胃肠道手术病人术前禁食的主要目的是减少麻醉时由于呕吐引起的窒息或吸入性肺炎。

7. D。骨、关节、肌腱手术需要在术前 3 天开始进行"备皮"，用肥皂水洗净备皮区后，再用 70%乙醇消毒，无菌巾包扎，术日晨重新消毒包扎。

8. E。急性化脓性阑尾炎病人的术前准备不包括灌肠，因为灌肠可能会诱发阑尾穿孔。

9. A。病房温度应保持在 18～20℃，湿度应保持在 50%～60%。

A3/A4 型题

1. E。胃癌晚期行胃空肠吻合术，按手术目的属于姑息性手术。

2. A。非胃肠道手术病人术前应常规 12 小时禁食，4 小时禁水。而该病人接受的是胃空肠吻合术，故选项 A 错误。

3. C。病人吸烟史较长，为预防术后并发症，此病人术前生理准备的重点是防止肺部感染，故应进行呼吸功能锻炼。

4. D。个人生活情况不属于病人术前护理评估的内容。

5. A。病人主要的护理诊断/合作性问题为焦虑，与病人担心麻醉、手术意外、疼痛等有关。

6. B。术日晨起准备的内容是测量生命体征，开始禁食，更换衣物，摘去耳环、项链、戒指、手表等，遵医嘱给予术前针。术前 4 小时应禁水。

三、简答题

1. 答：①目的是改善通气功能，预防术后并发症。主要措施包括戒烟 2 周、深呼吸、咳嗽和咳痰训练。已患有呼吸系统疾病者应进行雾化吸入、体位引流、抗感染等治疗。②深呼吸方法是横膈和腹式呼吸，通过用鼻吸气、用嘴呼气来实现。具体方法是平卧、半卧或坐卧，屈膝，放松腹部，双手放于两侧肋缘下感觉胸腹部的移动。用鼻吸气使腹部膨隆，坚持几秒钟，然后缩唇吐气，同时收缩腹肌。每做5～6次后放松休息，术后每小时做5～10次。

2. 答：术前良好的心理准备，可以达到：有效减轻病人焦虑，促进病人术后血压、脉搏稳定；可减少术中麻醉剂的用量，减少病人术后对止痛药的需求；可增加病人术后活动的主动性；可降低术后感染的发生率，缩短病人的住院时间。护士应正视病人的情绪反应，鼓励其表达焦虑、感受或疑问，及时给予疏导和支持。

四、病例分析题

1. 答：①护理诊断：a. 疼痛　与胃溃疡有关。b. 营养失调（低于机体需要量）　与胃溃疡导致进食量减少有关。c. 焦虑　与即将接受手术有关。②胃肠道准备：a. 饮食：术前3天起少渣饮食，术前2天流食，术前1天禁食补液。b. 灌肠：术前3天起口服硫酸镁、石蜡油等缓泻剂，术前晚及术日晨清洁灌肠，同时配合使用肠道抑菌药。c. 留置胃管：术日晨放置胃管。

2. 答：①耐心倾听病人诉说，鼓励病人说出他的感受；向病人解释这种担心是没有必要的，工作人员会尽力做好手术，帮助病人建立对手术效果的信心；可以和医生一起与病人讨论他所关心的问题，给病人心理支持；必要时给病人服用镇静药。②病人入院后劝其戒烟；给予雾化吸入，稀释痰液，必要时给予抗生素；指导病人学会深呼吸和有效咳嗽、咳痰。

（韩斌如）

第六章　手术中病人护理

测试题

一、名词解释

1. 洁净手术室　　2. 外科手消毒　　3. 椎管内麻醉　　4. 全身麻醉

二、选择题

【A1/A2 型题】

1. 刷手护士穿好无菌手术衣、戴好无菌手套后，双手应
   - A. 放在胸前
   - B. 放在腹部
   - C. 上举超过肩部
   - D. 下垂
   - E. 放于后背

2. 正确的刷手范围是
   - A. 从指尖到上臂上 1/3 处
   - B. 从指尖到上臂中 1/3 处
   - C. 从指尖到上臂中、上 1/3 处
   - D. 从指尖到上臂中、下 1/3 处
   - E. 从指尖到上臂下 1/3 处

3. 手术区铺盖无菌布单的正确方法是
   - A. 无菌巾先铺相对不洁区或操作者的对侧
   - B. 无菌巾铺下后不可由内向外再移动
   - C. 开腹手术的术野区至少铺单 2 层
   - D. 无菌单下垂手术台边缘至少 10cm
   - E. 术中手术巾单湿透时，可继续手术

4. 手术过程中清点核对器械、敷料的时间是
   - A. 手术开始前和准备关体腔前
   - B. 手术进行中
   - C. 手术开始前

   - D. 开始缝合皮肤前
   - E. 手术完毕后

5. 以下关于手术体位摆放的叙述错误的是
   - A. 充分显露手术野
   - B. 肢体悬空
   - C. 保证呼吸通畅
   - D. 避免神经、血管受压
   - E. 防止扭伤肌肉

6. 不能采用高压蒸气灭菌的物品是
   - A. 手术刀片
   - B. 手术衣
   - C. 玻璃烧瓶
   - D. 橡胶手套
   - E. 手术缝线

7. 麻醉前禁食、禁饮的主要目的是
   - A. 预防呕吐物误吸
   - B. 防止术中排便
   - C. 防止术后腹胀
   - D. 利于术后胃肠功能恢复
   - E. 防止术后尿潴留

8. 麻醉前用药的目的不包括
   - A. 消除紧张、恐惧
   - B. 提高痛阈
   - C. 使病人安静
   - D. 减少麻醉药过敏反应
   - E. 减少麻醉药毒性反应

9. 全身麻醉病人清醒前最重要的护理是

A. 切口观察

B. 注意保暖

C. 防止意外损伤

D. 保持呼吸道通畅

E. 保持安静

10. 全身麻醉后引起肺不张的主要原因是

　　A. 年老体弱

　　B. 术后腹胀

　　C. 呼吸道堵塞

　　D. 切口疼痛

　　E. 使用吗啡

11. 全身麻醉病人完全清醒的标志是

　　A. 能准确答问

　　B. 眼球能转动

　　C. 睫毛反射恢复

　　D. 呼吸加快

　　E. 呻吟、躁动

12. 预防全身麻醉病人发生误吸的主要措施是

　　A. 术前放置胃管

　　B. 选择静脉麻醉

　　C. 术前禁食禁饮

　　D. 术前用阿托品

　　E. 术前用止吐药

13. 全身麻醉病人的呼吸监护措施不正确的是

　　A. 舌后坠时应托起下颌

　　B. 抽吸咽喉部分泌物

　　C. 喉头水肿时立即做人工呼吸

　　D. 牵拉内脏若引起呕吐应暂停手术

　　E. 呕吐时应放低头部并转向一侧

14. 腰麻后常见且特殊的并发症是

　　A. 血压下降

　　B. 呼吸抑制

　　C. 头痛

　　D. 尿潴留

　　E. 恶心、呕吐

15. 腰麻后病人去枕平卧 6～8 小时主要是预防

A. 低血压

B. 呕吐

C. 伤口出血

D. 头痛

E. 腰痛

16. 硬膜外麻醉最严重的并发症是

　　A. 血压下降

　　B. 头痛

　　C. 尿潴留

　　D. 呼吸变慢

　　E. 全脊髓麻醉

17. 硬膜外麻醉中出现全脊髓麻醉的原因是

　　A. 麻醉药过量

　　B. 麻醉药过敏反应

　　C. 穿刺针损伤脊髓

　　D. 麻醉药进入蛛网膜下腔

　　E. 麻醉药注入过快

【A3/A4 型题】

(1～3 题共用题干)

男性，急诊在硬膜外麻醉下行阑尾切除术，术后用平车护送病人入病室。

1. 此病人术中体位应是

A. 颈后仰卧位

B. 水平仰卧位

C. 侧卧位

D. 截石位

E. 坐位

2. 病室内适宜的温、湿度是

A. 温度 14～15℃，湿度 15%～25%

B. 温度 15～16℃，湿度 60%～70%

C. 温度 10～17℃，湿度 30%～40%

D. 温度 20～22℃，湿度 40%～50%

E. 温度 18～20℃，湿度 50%～60%

3. 病人回病室后应取何种体位

A. 中凹位 6 小时

B. 平卧位 4 小时

C. 平卧位 2 小时

D. 平卧位 6 小时

E. 侧卧位 2 小时

（4～6 题共用题干）

女性，12 岁，在学习骑自行车时不慎跌倒，左侧肘部受伤，疼痛难忍，经急诊室分诊护士检查，发现她有肱骨髁上骨折，送至骨科急诊。

4. 此手术需要哪级洁净手术室
 A. Ⅰ级（特别洁净手术间）
 B. Ⅱ级（标准洁净手术间）
 C. Ⅲ级（一般洁净手术间）
 D. Ⅳ级（准洁净手术间）
 E. 任何手术间

5. 进行此手术刷手前的准备不包括
 A. 手术人员应在进入洁净区之前穿好手术衣裤和手术室专用鞋

B. 自身衣服不得外露，将衣袖卷至上臂上 1/3 处
C. 穿好无菌手术衣
D. 检查手臂皮肤有无破损及感染
E. 戴好口罩、手术帽，头发、口鼻不外露，剪短指甲，去除饰物

6. 此手术巡回护士的职责不包括
 A. 术前核对病人，检查备皮状况
 B. 协助麻醉师进行麻醉，根据手术种类做好术前各项准备工作
 C. 随时观察手术进展情况
 D. 按手术步骤向手术医师传递器械、敷料、缝针等手术用物
 E. 协助手术医生给病人摆好体位并固定

三、简答题

1. 简述手术体位摆放的要求。
2. 简述气管插管的拔管指征。

四、病例分析题

1. 男性，56 岁，行脑血管手术过程中，突然纤维镊子坠落于地面上。请根据可能发生的情况分析巡回护士应怎样做？

2. 男性，70 岁，左背部脂肪瘤多年，近年来逐渐增大约有 10cm×12cm 大小，需门诊手术切除，术前接受了普鲁卡因、青霉素皮试。手术日禁食、禁饮，病人情况良好，无感冒发热。手术用 1% 普鲁卡因行局部浸润麻醉，因肿瘤较大，术中用局部麻醉药约 130ml。病人在手术刚开始出现了谵妄、惊厥，心率加快为 120 次/分，血压升高为 180/120mmHg，呼吸为 24 次/分。

请问：①该病人发生了什么情况？②可能的原因有哪些？③如何急救处理？

参考答案及解析

一、名词解释

1. 洁净手术室：是指采用空气净化技术，使手术室内细菌浓度控制在一定范围、空气洁净度达到一定级别，是现代化医院的重要标志。

2. 外科手消毒：也称刷手，是指手术人员通过机械刷洗和化学消毒方法去除并杀灭双手和前臂的暂居菌及部分常驻菌，从而达到消毒皮肤的目的。

3. 椎管内麻醉：将局部麻醉药注入椎管内的某一腔隙使部分脊神经的传导功能发生可逆性阻滞的麻醉方法。

4. 全身麻醉：利用全身麻醉药物使中枢神经系统受到抑制，产生神志消失、周身痛感消失、肌肉松弛和反射抑制等麻醉状态，称为全身麻醉。根据全身麻醉药物给药途径的不同，可将全身麻醉分为吸入全身麻醉和非吸入全身麻醉两大类，后者又可分为静脉全身麻醉和肌内注射全身麻醉。

二、选择题

A1/A2 型题

1. A。刷手护士穿好手术衣后，手术衣的无菌范围为身体前面肩以下、腰以上及袖子，因此，戴好无菌手套的双手应放置在无菌范围内，即胸前。

2. D。刷手的范围应为指尖至肘上 10cm。

3. A。手术区铺盖无菌布单的顺序是先下后上、先对侧再近侧。已铺好的治疗巾不可随意移动，如需移动只能向切口外移动。手术切口周围及手术托盘上应铺置 4 层以上，其他部位应至少 2 层以上。无菌单下垂应超过桌面下 35cm。无菌单被浸湿后即失去无菌隔离作用，应加盖无菌巾或更换新的无菌巾。

4. A。手术过程中清点核对器械、敷料的时间是手术开始前和准备关体腔前。

5. B。手术体位摆放的总体要求是：①最大限度保证病人的舒适与安全；②充分暴露术野，便于医师操作；③不影响呼吸、循环功能；④皮肤受压最小；⑤不过度牵拉肌肉、骨骼；⑥不压迫外周神经。

6. A。手术刀片属于锐利器械，加热后容易变钝，可采用化学灭菌法，不能采用高压蒸气灭菌法。

7. A。麻醉前禁食、禁饮的主要目的是预防术中呕吐物误吸。

8. D。麻醉前用药的目的在于减少病人的恐惧感，使其情绪安定而合作；缓解术前疼痛；减少麻醉药副作用，使麻醉过程平稳。

9. D。因全身麻醉后即使病人清醒，残留的药物对机体的影响仍将持续一段时间，因此在药物未完全代谢之前，随时可出现循环、呼吸等方面的异常，特别是苏醒前病人容易发生舌后坠、喉痉挛、呼吸道黏液堵塞、呕吐物窒息等，引起呼吸道梗阻。

10. C。全身麻醉后引起肺不张的主要原因是呼吸道堵塞。

11. A。全身麻醉病人完全清醒的标志是能准确答问。

12. C。预防全身麻醉病人发生误吸的主要措施是术前禁食禁饮。

13. C。喉头水肿需用地塞米松静脉注射；对于痰液黏稠、量多的病人，应帮助排痰；牵拉内脏引起呕吐应暂停手术；呕吐时应放低头部并转向一侧；舌后坠时应托起下颌。

14. C。因穿刺后可能出现脑脊液外漏，病人出现头痛是腰麻后常见且特殊的并发症。

15. D。为了预防腰麻后头痛，腰麻后病人常规去枕平卧 6～8 小时。

16. E。全脊髓麻醉是硬膜外阻滞最危险的并发症，若不及时处理，病人可因缺氧使心搏骤停而死亡。

17. D。原因是麻醉药经导管误注入蛛网膜下间隙且剂量较大。

A3/A4 型题

1. B。腹部手术卧位为水平仰卧位，以便充分暴露手术部位。

2. E。术后病室内适宜的温、湿度为：温度应保持在 18～20℃，湿度 50%～60%。

3. D。该病人是在硬膜外麻醉下行阑尾切除术，因此术后回到病室后应采取平卧位 6

小时。

4. B。骨科手术需要Ⅱ级（标准洁净手术间）洁净手术室。

5. C。刷手应在穿好无菌手术衣前进行。

6. D。手术过程中，按手术步骤向手术医师传递器械、敷料、缝针等手术用物是刷手护士的职责。

三、简答题

1. 答：手术体位摆放的总体要求是：①最大限度保证病人的舒适与安全；②充分暴露术野，便于医师操作；③不影响呼吸、循环功能；④皮肤受压最小；⑤不过度牵拉肌肉、骨骼；⑥不压迫外周神经。

2. 答：①意识及肌力恢复，根据指令可睁眼、开口、舌外伸、握手等，上肢可抬高10秒以上。②自主呼吸恢复良好，无呼吸困难的表现。潮气量＞5ml/kg，肺活量＞15ml/kg，呼吸频率15次/分左右，最大吸气负压－25cmH$_2$O，PaCO$_2$＜6kPa（45mmHg），PaO$_2$＞8kPa（60mmHg）（吸空气时），PaO$_2$＞40kPa（300mmHg）（吸纯氧时）。③咽喉反射恢复。④鼻腔、口腔及气管内无分泌物。

四、病例分析题

1. 答：可能有两种情况发生：①如果手术不再需要这把纤维镊子，巡回护士应捡起镊子，先检查镊子是否有破损，尤其要注意镊子尖部是否完整、扭曲，然后将镊子放在固定的地方，并告之洗手护士，以备清点之用。②如果手术仍需要这把纤维镊子，巡回护士应捡起镊子，确认镊子完好无损后，清洗、擦干并将镊子直接放入快速消毒锅内裸蒸或用其他快速消毒方法消毒该镊子，然后将镊子夹回台上并与洗手护士重新确定器械的数目。

2. 答：①发生了局麻药中毒（兴奋型）。②可能的原因有：剂量过大（超过了限量）；该病人为老年病人，局部麻醉药未适当减量；可能在术前未用巴比妥类等药物；局部麻醉药可能误入血管（注药前未回抽）。③处理：立即停止局麻药注入，尽早吸氧、补液，维持呼吸、循环稳定。地西泮5～10mg静脉或肌内注射，抽搐、惊厥者还可加用硫喷妥钠、丙泊酚等。若效果欠佳，可进行气管插管控制呼吸。有呼吸抑制或停止、严重低血压、心律失常或心搏骤停者，应给予呼吸、循环支持，包括辅助呼吸、或控制呼吸、应用升压药、输血输液、心肺脑复苏等。

（韩斌如）

第七章 手术后病人护理

测试题

一、名词解释

1. 外科吸收热（手术热）   2. 切口感染

二、选择题

【A1/A2 型题】

1. 手术后病人出现腹胀的最主要原因是
   A. 细菌代谢产生气体
   B. 血液内的气体弥散到肠腔内
   C. 胃肠功能受到抑制
   D. 组织代谢产生气体
   E. 术后咽下大量空气

2. 术后病人出现恶心、呕吐最常见的原因是
   A. 伤口疼痛
   B. 腹胀
   C. 肠蠕动增强
   D. 麻醉反应
   E. 肠炎

3. 女性，50 岁，结肠癌根治术后 6 小时，从腹腔引流管引出血性液体，平均每小时超过 200ml，持续 4 小时，无减少趋势，应采取
   A. 给予止血药物
   B. 输血
   C. 大量输液体
   D. 夹闭腹腔引流管
   E. 手术止血

4. 以下关于手术病人术后饮食恢复的描述不正确的是
   A. 局麻及小手术病人术后饮食不受限制
   B. 全身麻醉胃肠道手术病人在肛门排气后进食
   C. 全身麻醉的非胃肠道手术病人术后 6 小时后可以进食
   D. 不能进食时要从静脉补充营养
   E. 所有病人术后的饮水不受限制

5. 以下有关术后内出血的护理措施不正确的是
   A. 严密观察生命体征
   B. 稳定病人情绪
   C. 给病人输血、输液
   D. 鼓励病人下地活动
   E. 做好再次手术准备

6. 有关术后出血，下列描述不妥的是
   A. 出血是术后常见并发症
   B. 术后大量输库存血易导致凝血功能下降
   C. 内出血比外出血的后果更可怕
   D. 可通过对敷料、引流液以及病人全身情况进行综合判断
   E. 一旦有出血，均应再次手术

7. 女性，24 岁，术后 24 小时突然出现面色苍白、心慌、气短、血压下降，护士观察到伤口引流管流出大量鲜红色血性液体，应考虑病人可能出现
   A. 内出血
   B. 切口感染
   C. 切口血肿
   D. 急性腹膜炎

E. 切口裂开

8. 判断伤口感染的条件不包含
   A. 术后 3 天以后病人体温升高
   B. 病人伤口疼痛
   C. 敷料有渗血
   D. 伤口局部有红、肿、热、痛
   E. 白细胞计数增高

9. 男性，45 岁，术后护士在进行体温监测时发现该病人体温升至 38℃，2 天后恢复正常，护士考虑其最可能的原因是
   A. 切口感染
   B. 肺部感染
   C. 泌尿系统感染
   D. 血栓性静脉炎
   E. 手术热

10. 女性，75 岁，腹部手术后第 7 天，剧烈咳嗽后突然出现切口全层裂开，目前的处理方法是
   A. 腹带加压包扎
   B. 重新手术缝合
   C. 应用抗生素
   D. 平卧休息
   E. 雾化吸入促进痰液排出

【A3/A4 型题】

（1～4 题共用题干）

男性，67 岁，有长期吸烟史，脊柱手术后卧床 2 周，出现右腿小腿疼痛、紧束感，并逐渐出现下肢水肿。

1. 护士考虑病人可能出现了
   A. 肌萎缩
   B. 水电解质紊乱
   C. 关节炎
   D. 切口感染
   E. 下肢静脉血栓形成

2. 可能的原因是
   A. 术后卧床时间较长

B. 手术损伤较大
   C. 病人为男性
   D. 手术时间较长
   E. 生活护理不到位

3. 在护理病人时，应注意要禁止
   A. 抬高患肢
   B. 热敷
   C. 理疗
   D. 按摩患肢
   E. 应用抗生素

4. 预防该并发症发生的主要护理措施是
   A. 早期下床活动
   B. 定时观察，早期发现
   C. 预防性应用抗生素
   D. 抬高患肢
   E. 热敷、理疗

（5～7 题共用题干）

老年女性，52 岁，胆囊切除术后 4 天，病人突然出现体温升高至 39℃，呼吸困难，听诊肺部呼吸音减弱，有湿啰音。

5. 应考虑病人出现了
   A. 肺炎
   B. 伤口感染
   C. 肺不张
   D. 肺水肿
   E. 肝脓肿

6. 目前最主要的处理措施是
   A. 叩背
   B. 监测病情
   C. 体位引流
   D. 应用抗生素
   E. 雾化吸入

7. 该病人目前主要的护理诊断是
   A. 气体交换受损
   B. 体温过高
   C. 活动无耐力
   D. 营养失调
   E. 知识缺乏

三、简答题

1. 简述引流管的护理要点。
2. 简述术后尿路感染的常见原因及表现。
3. 简述预防术后下肢静脉血栓形成的方法。

四、病例分析题

1. 男性，69 岁，既往有糖尿病病史，空腹血糖 13.3mmol/L，体形较肥胖。患者于 7 日前行结肠癌根治术，今日进食时发生剧烈呛咳，之后出现切口剧烈疼痛，护士检查伤口敷料，发现有淡红色液体渗出，打开切口敷料发现有部分大网膜脱出。

请问：①该病人可能出现了什么并发症？②可能的原因是什么？③目前应如何进行处理？

2. 女性，75 岁，吸烟史 30 年，子宫除术后 4 天，今晨病人体温升至 39℃，呼吸困难，听诊双肺呼吸音减弱，伴湿啰音。

请问：①该病人可能出现了什么并发症？②该并发症的护理要点是什么？

参考答案及解析

一、名词解释

1. 外科吸收热（手术热）：是指由于手术创伤的反应，术后病人的体温可略升高，变化幅度在 0.5～1℃，一般不超过 38℃，称为外科手术热。术后 1～2 天可逐渐恢复正常，不需特殊处理。

2. 切口感染：是指清洁切口和可能污染切口并发的感染。

二、选择题

A1/A2 型题

1. C。手术后病人出现腹胀一般是由于胃肠道蠕动受抑制，肠腔内积气不能排出所致。
2. D。术后出现恶心、呕吐的常见原因是麻醉反应，待麻醉作用消失后，恶心、呕吐即可停止。
3. E。该病人术后 6 小时，腹腔引流管引出血性液体，平均每小时超过 200ml，持续 4 小时，无减少趋势，应考虑病人出现了腹腔内出血，有效的处理措施是立即手术止血。
4. E。腹部手术一般术后常规禁食、补液 24～48 小时。
5. D。未明确出血原因不能下床活动。
6. E。明确出血原因及部位，评估出血量和速度，决定是否行手术。
7. A。伤口引流管流出大量鲜红色血性液体表示有活动性内出血。
8. C。敷料有渗血，可能存在出血。
9. E。该病人术后体温升至 38℃，2 天后恢复正常，应考虑为外科手术热。外科手术热病人体温升高幅度一般在 1.0℃左右，1～2 天即可恢复正常。
10. B。切口完全裂开时，要立刻用无菌敷料覆盖切口，送手术室，在良好的麻醉条件下重新缝合，同时加用减张缝线。

A3/A4 型题

1. E。该病人为老年男性，有长期吸烟史和术后长时间卧床史，这些都是下肢深静脉血栓的危险因素，病人的表现为右腿小腿疼痛、紧束感，并逐渐出现下肢水肿，因此应考虑该病人为下肢静脉血栓形成。

2. A。血栓形成的最主要原因是术后长时间卧床使血流缓慢所致。

3. D。护理该病人时严禁按摩患肢，因为这样可能会导致血栓脱落，引起栓塞。

4. A。预防下肢静脉血栓的主要护理措施是术后早期鼓励病人进行床上或床下活动，多进行下肢屈伸活动。

5. A。该病人术后第 4 天出现体温升高至 39℃，呼吸困难，听诊肺部呼吸音减弱，有湿啰音，应考虑肺部出现感染的问题。

6. D。目前最主要的处理措施是针对性地应用抗生素控制感染。

7. B。该病人目前主要的护理诊断是体温过高。

三、简答题

1. 答：引流管的护理要点有：妥善固定，保持通畅，观察并记录引流物的颜色、性质和量。如有异常及时通知医师。各种引流管放置的时间依引流目的而定，原则上是不宜过久留置引流管，当引流量逐渐减少后，即可考虑拔除。

2. 答：尿潴留是术后并发尿路感染的常见原因。感染可起自膀胱，上行感染引起肾盂肾炎。急性膀胱炎的主要表现为尿频、尿急、尿痛，有时有排尿困难，一般无全身症状。尿液检查有较多的红细胞和脓细胞。急性肾盂肾炎多见于女性，主要表现为发冷发热、肾区疼痛、白细胞计数增高，中段尿做镜检可见大量白细胞和细菌。

3. 答：①术后早期鼓励病人进行床上或床下活动，多进行下肢屈伸活动。②血液高凝者口服阿司匹林、复方丹参片，静脉给低分子右旋糖酐，或用小剂量肝素抗凝，预防血栓形成。③保护性使用静脉血管，输液时严格无菌操作；若有静脉损伤，尽可能不在患肢输液。

四、病例分析题

1. 答：①切口全层裂开。可能与腹部手术及病人年龄较大，并有糖尿病和肥胖有关。②由于病人是伤口全层裂开，因此要立刻用无菌敷料覆盖切口，送手术室，在良好的麻醉条件下重新缝合，同时加用减张缝线。

2. 答：①此病人可能发生了肺部感染。②保持呼吸道通畅是主要的预防措施。术前 2 周应停止吸烟，保持室内适应的温度、湿度，协助病人取半卧位，病情许可应尽早下床活动。要鼓励病人深吸气、咳痰。帮助病人多翻身，用双手帮助病人按住季肋部或切口两侧，嘱病人深吸气后用力咳痰，并做间断深呼吸。痰液黏稠不易咳出，可使用雾化吸入等使痰液变稀，利于咳出。给予抗生素进行针对性治疗。

（韩斌如）

第八章　外科感染病人的护理

测试题

一、名词解释

1. 特异性感染　　2. 二重感染　　3. 脓毒症　　4. 菌血症

二、选择题

【A1/A2 型题】

1. 以下关于特异性感染的叙述正确的是
   A. 同一种致病菌可引起不同的疾病
   B. 不同感染的防治措施相同
   C. 不同致病菌可引起同一种疾病
   D. 不同致病菌可引起独特的病变
   E. 都有红、肿、热、痛和功能障碍的表现

2. 下列属于特异性感染的是
   A. 痈
   B. 破伤风
   C. 脓毒症
   D. 丹毒
   E. 急性蜂窝织炎

3. 导致"捻发音蜂窝织炎"可能的致病菌是
   A. 厌氧菌
   B. 铜绿假单胞菌
   C. 金黄色葡萄球菌
   D. 大肠埃希菌
   E. 破伤风梭菌

4. 女性，25 岁，因口底、颌下急性蜂窝织炎入院，拟接受局部切开引流治疗，护士在围术期护理过程中应重点观察其
   A. 体温
   B. 尿量
   C. 呼吸
   D. 血压
   E. 神志

5. 男性，20 岁，右小腿被利器划伤后未及时处理，1 天前伤口附近皮肤出现一条硬而有压痛的红线，患肢无明显肿胀，其可能发生了
   A. 急性淋巴结炎
   B. 象皮肿
   C. 下肢深静脉血栓
   D. 皮下浅层急性淋巴管炎
   E. 破伤风

6. 男性，17 岁，因左手示指化脓性指头炎就医，自述患指末节有搏动性跳痛，患指下垂时加重，夜间疼痛尤甚，影响睡眠。此时最有效的处理措施是
   A. 切开引流
   B. 局部红外线理疗
   C. 服用抗生素
   D. 严密随访观察
   E. 外敷鱼石脂软膏

7. 女性，42 岁，做饭时左手中指被鱼骨刺伤。伤后第二天患指肿胀均匀而明显，有压痛，手指关节轻微弯曲，被动伸直时剧痛，手部其他部位无明显异常表现。该病人最可能患有
   A. 示指甲沟炎
   B. 示指脓性指头炎

C. 示指腱鞘炎

D. 鱼际间隙感染

E. 掌中间隙感染

8. 男性，28岁，前臂急性蜂窝织炎伴全身化脓性感染，需要做血培养及抗菌药敏感试验，其最佳抽血时间是

　　A. 清晨清醒但未起床时

　　B. 高热、寒战时

　　C. 发热间歇期

　　D. 静脉滴注抗生素时

　　E. 输入抗生素后

9. 新生儿破伤风通常发生在剪断脐带后约

　　A. 第1天

　　B. 第3天

　　C. 第5天

　　D. 第7天

　　E. 第9天

10. 男性，16岁，被生锈铁片划伤后来院就诊，为了预防破伤风，医生处理伤口时应使用的冲洗溶液为

　　A. 3%碘酊

　　B. 10%硝酸银溶液

　　C. 5%生理盐水

　　D. 3%过氧化氢溶液

　　E. 75%乙醇

【A3/A4型题】

(1～3题共用题干)

男性，56岁，上唇毛囊尖处出现一个红肿热痛的结节，中央部有灰黄色小脓栓形成，伴发热、畏寒、头疼和厌食等全身不适表现，被诊断为疖。该病人患糖尿病3年。

1. 此时治疗方法错误的是

　　A. 卧床休息

　　B. 外敷鱼石脂软膏

　　C. 用手挤压出脓栓

　　D. 湿热敷

　　E. 服用抗生素

2. 原因是这样做可能会引起

A. 颌下急性蜂窝织炎

B. 痈

C. 脓毒症

D. 海绵状静脉窦炎

E. 面部丹毒

3. 护士对该病人进行预防外科感染的健康教育时，不正确的是

　　A. 避免外伤

　　B. 积极锻炼身体

　　C. 保持皮肤清洁

　　D. 经常服用抗生素

　　E. 积极治疗糖尿病

(4～6题共用题干)

男性，23岁，被生锈铁钉扎伤右手后未予及时处理，伤后2天出现全身肌肉强直性收缩，阵发性痉挛，被诊断为破伤风。

4. 治疗该病人应采用的抗生素是

　　A. 青霉素

　　B. 磺胺类药物

　　C. 甲硝唑

　　D. 头孢菌素

　　E. 四环素

5. 遵医嘱给该病人早期大量应用破伤风抗毒素的目的是

　　A. 杀死破伤风梭菌芽胞

　　B. 抑制破伤风梭菌生长

　　C. 抑制破伤风梭菌产生毒素

　　D. 中和血液中游离毒素

　　E. 中和已与神经组织结合的毒素

6. 对该病人的护理措施中正确的是

　　A. 保证充足的阳光照射

　　B. 鼓励亲朋好友多探视以增强对病人的心理支持

　　C. 各种医护操作应分开进行以减少刺激

　　D. 使用镇静剂30分钟后进行护理操作

　　E. 因肌肉痉挛引起尿潴留时应留置导尿

三、简答题

1. 列举外科感染的特点。
2. 列举破伤风病人肌肉受累的顺序以及相应的特征性临床表现。

四、病例分析题

1. 女性，56 岁，5 天前右侧肩背部出现直径 3cm 的暗红硬肿，内有多个脓点，轻微疼痛，未予处理。近 2 天该肿块变大，脓点增大增多，触之有波动感且疼痛明显。同时，病人体温升高至 38.5℃，出现全身乏力、食欲减退等全身症状，被诊断为背部痈。该病人患糖尿病 4 年，近期血糖控制不满意。

请问：①该病人目前主要的局部处理措施是什么？②目前主要的护理措施有哪些？

2. 男性，42 岁，1 周前不慎踩到木头中露出的生锈铁钉，未予处理。1 天前病人感到困倦、头疼、咀嚼无力，颈部和胸背部肌肉僵硬。病人今晨开始出现全身肌肉阵发性痉挛，发作时大汗、流涎、牙关紧闭、呼吸急促、口唇发绀，有苦笑面容、颈项强直和角弓反张，但神志清楚。以"破伤风"急诊收入院。查体：T 37.5℃，P 88 次/分，R 22 次/分，BP 120/70mmHg，右足底有 1 个直径约 0.4cm 伤口，局部红肿，挤压时有脓液流出。

请问：①病人目前存在哪些主要的护理问题？②如何预防该病人全身肌肉痉挛发作？③为保持病人呼吸道通畅的护理措施有哪些？

参考答案及解析

一、名词解释

1. 特异性感染：是由特种细菌引起的感染，特点是一种病菌仅引起一种特定的感染，不同感染的病程演变和防治措施各不相同。
2. 二重感染：指大量使用抗生素后造成人体菌群失调引起的感染。
3. 脓毒症：是指感染引起的全身性炎症反应、体温、循环、呼吸、神志有明显改变者。
4. 菌血症：是指细菌侵入血液循环，血培养检出病原菌者。

二、选择题

A1/A2 型题

1. D。特异性感染是由特种细菌引起的感染，其特点是一种病菌仅引起一种特定的感染，不同感染的病程演变和防治措施各不相同。
2. B。破伤风是由破伤风梭菌引起的一种特异性感染，病人会出现特定的病程，需要特殊的防治措施。
3. A。会阴部或下腹部的急性蜂窝织炎多由厌氧菌引起，表现为进行性的皮肤、皮下组织及深筋膜坏死，脓液恶臭，局部有捻发音。
4. C。口底、颌下、颈部等处的急性蜂窝织炎可致喉头水肿而压迫气管，引起呼吸困难甚至窒息，因此在护理过程中应重点观察病人的呼吸状况。
5. D。皮下浅层急性淋巴管炎病人在伤口近侧表皮下会出现一条或多条"红线"（中医学称"红丝疗"），触之硬而有压痛。

6．A。化脓性指头炎已形成脓肿者，应积极切开引流。

7．C。化脓性腱鞘炎病人会有患指疼痛、均匀肿胀，皮肤明显紧张，指关节仅能轻微弯曲，勉强伸直或触及肌腱处可加剧疼痛等表现。

8．B。在病人寒战、高热时采血行细菌或真菌培养，较易发现致病菌。

9．D。新生儿破伤风常在断脐后 7 日左右发病，故俗称"七日风"。

10．D。破伤风梭菌为革兰染色阳性厌氧芽胞杆菌。为了消除毒素来源，应彻底清除坏死组织和异物，敞开伤口充分引流，局部可用 3％过氧化氢溶液冲洗。

A3/A4 型题

1．C。局部化脓成熟后有波动感，可用消毒后的针头、刀尖将脓栓剔除，脓肿较大、较深者应切开引流，但禁忌挤压。

2．D。位于面部，尤其鼻、上唇及其周围"危险三角区"的疖如被挤压或处理不当，病菌可沿内眦静脉、眼静脉进入颅内引起海绵状静脉窦炎。

3．D。应在患病时遵医嘱服用抗生素，不可随意服用。

4．A。青霉素不仅可防治肺部感染，而且对破伤风梭菌有抑制和杀灭作用。

5．D。早期大量应用破伤抗毒素（TAT）可中和血液中游离毒素。但若破伤风毒素已与神经组织结合，则难以起效，故应尽早使用。

6．E。应将病人置于隔离病室，室内遮光、安静，温度、湿度适宜。减少探视。治疗和护理操作尽量集中，可在使用镇静剂 30 分钟内进行。

三、简答题

1．答：外科感染的特点包括：①病变常集中在局部，发展后引起化脓、坏死，愈合后形成瘢痕而影响功能。②多有突出和明显的局部症状和体征。③多为由几种细菌引起的混合感染。

2．答：破伤风的病变首先累及咀嚼肌，病人有张口困难、牙关紧闭等表现。随着病情进一步加重，病人表情肌痉挛，出现"苦笑"面容；颈部肌肉痉挛时出现颈项强直、头后仰；背部、腹部和四肢肌肉痉挛时，由于背部肌群较为有力，病人出现"角弓反张"；呼吸肌或喉痉挛时，病人有呼吸困难甚至呼吸暂停。

四、病例分析题

1．答：①切开引流。②做好切开引流术的准备，切开引流后伤口及时换药，保持敷料清洁干燥；遵医嘱应用抗生素；物理或药物降温；局部制动，以避免加重疼痛；疼痛严重时遵医嘱服用止痛药；积极治疗糖尿病；注意休息；加强营养。

2．答：①有窒息的危险　与持续性呼吸肌痉挛、误吸、痰液阻塞气道有关；有受伤的危险　与肌肉强烈痉挛收缩有关；有体液不足的危险　与反复肌肉痉挛致大量消耗和出汗有关；潜在并发症　足部伤口继发感染、肺部感染、尿潴留、心力衰竭。②将病人置于隔离病室，室内遮光、安静，温度、湿度适宜。减少探视，医护人员要走路轻、语声低、操作稳、使用器具无噪声。治疗和护理操作尽量集中，可在使用镇静剂 30 分钟内进行。③准备气管切开包和氧气吸入装置，以及急救药物和物品。协助病人翻身、叩背、雾化吸入等，以利排痰。对抽搐频繁、药物不易控制的严重病人，应尽早行气管切开，必要时行人工辅助呼吸，并做好气道管理，如定时做气道雾化、湿化。紧急状态下，在气管切开前可行环甲膜粗针头穿刺，并给予吸氧。进食应少量多次，避免引起呛咳、误吸。

（庞　冬）

第九章　损伤病人的护理

测试题

一、名词解释

1. 损伤　　2. 烧伤　　3. 中国新九分法

二、选择题

【A1/A2 型题】

1. 以下属于开放性损伤的是
   - A. 挫伤
   - B. 裂伤
   - C. 扭伤
   - D. 挤压伤
   - E. 冲击伤

2. 在车祸现场，应先抢救的伤员是
   - A. 脑挫伤
   - B. 张力性气胸
   - C. 脊柱骨折
   - D. 膀胱破裂
   - E. 肩关节脱位

3. 烧伤后休克期持续的时间为
   - A. 24 小时
   - B. 36 小时
   - C. 48 小时
   - D. 60 小时
   - E. 72 小时

4. 以下最容易引起急性肾衰竭的外伤是
   - A. 挫伤
   - B. 扭伤
   - C. 穿通伤
   - D. 挤压伤
   - E. 切割伤

5. 某化工厂工人，操作中不慎被浓硫酸烧伤头颈和双手，其烧伤的面积为
   - A. 9%
   - B. 11%
   - C. 15%
   - D. 18%
   - E. 21%

6. 女性，20 岁，车祸中下肢受到碾压，小腿部有开放性伤口，出血量大，护士拟使用止血带给病人止血，使用止血带时要注意
   - A. 每隔 15 分钟放松止血带一次
   - B. 每隔 20 分钟放松止血带一次
   - C. 每隔 30 分钟放松止血带一次
   - D. 每隔 40 分钟放松止血带一次
   - E. 每隔 60 分钟放松止血带一次

7. 青年男性，大面积烧伤，伤后立即用救护车进行转运，转运时该病人的体位应为
   - A. 头在后，足在前
   - B. 头高足低
   - C. 头低足高
   - D. 头在前，足在后
   - E. 半卧位

8. 青年男性，车祸中被撞击后出现了骨盆骨折合并尿道损伤。由于出血量较大，病人出现了休克，此时正确的处理顺序是
   - A. 骨盆牵引固定、抗休克、处理尿道损伤
   - B. 骨盆牵引固定、处理尿道损伤、

抗休克

C. 抗休克、处理尿道损伤、骨盆牵引固定

D. 抗休克、骨盆牵引固定、处理尿道损伤

E. 处理尿道损伤、骨盆牵引固定、抗休克

9. 男性，67岁，大面积烧伤8小时，已静脉输液3000ml，判断其血容量是否补足的简便、可靠的指标是

A. 脉搏

B. 血压

C. 呼吸

D. 尿量

E. 中心静脉压

10. 男性，20岁，前臂刀伤后18小时，伤口处红肿、渗出，目前最适当的处理措施是

A. 清创缝合

B. 应用抗生素

C. 理疗

D. 换药

E. 局部包扎

【A3/A4型题】

（1～4题共用题干）

患儿，5岁，体重25kg，在家玩耍时不慎打翻开水瓶，双下肢被开水烫伤后皮肤出现大水疱，皮薄，疼痛明显，水疱破裂后创面为红色。

1. 该患儿的烧伤面积为

A. 10%

B. 39%

C. 41%

D. 46%

E. 70%

三、简答题

1. 简述损伤病人的现场急救措施。

2. 简述烧伤休克病人补液的观察指标。

2. 烧伤深度为

A. 一度

B. 浅二度

C. 深二度

D. 三度

E. 四度

3. 对于该患儿，不正确的急救措施是

A. 迅速脱离热源

B. 创面涂抹甲紫

C. 用自来水大量冲洗双下肢

D. 大量补液

E. 迅速送往医院

4. 该患儿烧伤后第一个24小时应补的晶体和胶体液总量为

A. 1080ml

B. 1950ml

C. 3312ml

D. 3680ml

E. 3860ml

（5～6题共用题干）

女性，30岁，不慎被锐器划破面部皮肤8小时，检查左面颊皮肤全层裂开约3cm，有血痂。

5. 该开放性伤口属于

A. 清洁伤口

B. 感染伤口

C. 轻度污染伤口

D. 重度污染伤口

E. 异物残留

6. 目前伤口的处理原则是

A. 伤口清创不缝合

B. 不清创，伤口处理后换药

C. 清创后延期缝合

D. 清创后一期缝合

E. 伤口内应用抗生素

3. 简述包扎疗法的注意事项。

四、病例分析题

1. 某工厂库房发生火灾，其库房的工作人员被烧伤，病人口鼻周有深度烧伤，声音嘶哑，呼吸困难，有炭末痰咳出，听诊肺部可闻及哮鸣音。

请问：①该伤员出现了什么问题？依据是什么？②目前的护理措施有哪些？

2. 某工地工人在施工过程中不慎被钢筋刺破右胸壁，出现明显的呼吸困难，查体发现胸部气管出现左侧移位，右胸部叩诊呈鼓音，听诊呼吸音减弱。

请问：①该工人的损伤类型是什么？②目前应给予的主要急救措施是什么？③在运送过程中伤员应采取何种卧位？

参考答案及解析

一、名词解释

1. 损伤：是指机械、物理、化学或生物等因素造成的机体损伤。
2. 烧伤：泛指各种热力、光源、化学腐蚀剂、放射线等因素所致，始于皮肤、由表及里的一种损伤。
3. 中国新九分法：是根据我国人体体表面积而获得的烧伤面积估算方法。将全身体表面积划分为 11 个 9% 的等分，另加 1% 构成 100% 的体表面积。

二、选择题

A1/A2 型题

1. B。裂伤有伤口，属于开放性损伤。
2. B。现场急救首先应抢救生命，优先处理危及病人生命的情况，因此应先抢救张力性气胸的病人。
3. C。烧伤后休克期持续的时间为 48 小时。
4. D。挤压伤会导致大量的软组织坏死，最容易引起急性肾衰竭。
5. B。成人头颈部的面积为 6%，双手的面积为 5%，故该病人烧伤的总面积为 11%。
6. E。为了防止远端肢体缺血坏死，使用止血带止血时要注意每隔 60 分钟放松止血带一次，以暂时恢复血液循环。
7. A。大面积烧伤病人由于体液不足，因此在转运时的体位应为足向车头、头向车尾平卧，以保证重要脏器的供血。
8. C。骨盆骨折合并尿道损伤和休克时应先处理危及生命的休克，再处理尿道损伤，最后对骨盆进行牵引固定。
9. D。尿量是判断烧伤病人血容量是否补足的简便、可靠的指标。
10. D。该病人为伤后 18 小时且伤口有红肿、渗出，因此属于感染伤口，处理的措施是换药。

A3/A4 型题

1. B。5 岁儿童双下肢的面积是（46－7）%＝39%。

2．B。该患儿烧伤创面有大水疱、皮薄，疼痛明显，水疱破裂后创面为红色，属于浅二度烧伤。

3．B。创面涂抹甲紫会影响对烧伤深度的判断。

4．B。该患儿烧伤后第一个 24 小时应补的晶体和胶体液总量为 2ml×39×25＝2050ml。

5．C。该病人面部被锐器划伤 8 小时，伤口属于轻度污染伤口。

6．D。伤口处理的方法是清创后一期缝合。

三、简答题

1．答：现场急救时首先应抢救生命，优先处理危及病人生命的情况。措施包括复苏、通气、止血、包扎、固定、搬运。

2．答：①尿量：烧伤面积大于 30％的病人应考虑留置尿管，观察每小时尿量、比重、pH，并注意有无血红蛋白尿。成人每小时尿量不低于 20ml，以 30～50ml 为宜，小儿每公斤体重每小时不低于 1ml。②口渴：无明显口渴症状。③精神状态：病人神智清楚，安静，无烦躁不安。④生命体征：呼吸平稳，脉搏、心跳有力，脉率在 120 次/分以下，收缩压维持在 90mmHg，脉压在 20mmHg 以上。

3．答：①尽量使指、趾端外露，以便观察血运；②指、趾分开包扎以防并指畸形的发生，保持关节的功能位，防止畸形；③包扎后应将肢体抬高，经常变换受压部位；④经常检查包扎敷料松紧度，观察肢体的血运情况；⑤观察创面有无疼痛加重、体温和白细胞升高、渗出增多、闻到创面有恶臭等感染迹象。

四、病例分析题

1．答：①该伤员发生了吸入性烧伤。依据是：烧伤现场相对密闭，病人口鼻周有深度烧伤，声音嘶哑，呼吸困难，有炭末痰咳出，听诊肺部可闻及哮鸣音。②迅速脱离烧伤现场，关注病人的呼吸道通畅情况，必要时行气管切开，补液，镇静止痛，妥善进行转运。

2．答：①损伤类型是开放性胸部损伤。②紧急封闭伤口、止血、包扎并迅速转运病人。③患侧卧位，足向车头、头向车尾平卧。

（杨　萍）

第十章 肿瘤病人的护理

测试题

一、名词解释

1. 肿瘤   2. 化学药物治疗

二、选择题

【A1/A2 型题】

1. 以下关于恶性肿块特征的叙述正确的是
   - A. 边界清楚
   - B. 生长缓慢
   - C. 活动度好
   - D. 浸润性生长
   - E. 表面光滑

2. 女性，42 岁，2 年前因乙状结肠癌行手术治疗和化疗，1 个月前例行体检时发现肝内有一个直径 2cm 的肿块，最终被确定为肝转移。其最可能的转移途径是
   - A. 直接蔓延
   - B. 淋巴转移
   - C. 血行转移
   - D. 种植性转移
   - E. 体液转移

3. 国际 TNM 分期法中的 T 是指
   - A. 原发肿瘤
   - B. 浸润程度
   - C. 远处转移
   - D. 区域淋巴结
   - E. 肿块大小

4. 诊断前列腺癌特异性较高的实验室指标是
   - A. CEA
   - B. AFP
   - C. CA19 - 9
   - D. AKP
   - E. PSA

5. 女性，49 岁，发现右乳外上象限肿块 3 个月，约 3cm×2.5cm 大小，同侧腋窝触及肿大、质硬淋巴结，被怀疑患有乳腺癌，为了确诊，直接而可靠的依据是
   - A. B 超
   - B. 基因诊断
   - C. 肿瘤标志物检测
   - D. 病理学检查
   - E. 临床表现

6. 下列恶性肿瘤中对放疗敏感度最高的是
   - A. 淋巴肿瘤
   - B. 鼻咽癌
   - C. 胃癌
   - D. 肺癌
   - E. 宫颈癌

7. 下列化疗副作用中最严重的是
   - A. 消化道反应
   - B. 皮肤黏膜改变
   - C. 骨髓抑制
   - D. 放射性肺炎
   - E. 静脉炎

8. 患儿，10 岁，因骨肉瘤进行化学药物治疗，治疗期间其血白细胞降至 $1.0×10^9/L$。为避免发生感染，下列处理措施中最重要的是

A. 将患儿置于层流室

B. 加强营养

C. 输血

D. 减少探视

E. 给予升白细胞药物

9. 下列关于肿瘤化疗的护理叙述不正确的是

　　A. 药液需现用现配

　　B. 防止药液渗出静脉外

　　C. 药液外渗时立即减慢滴速

　　D. 白细胞低于 $3×10^9/L$ 时暂停治疗

　　E. 用后的注射器和空药瓶应单独处理

10. 某病人 63 岁，因直肠癌接受术后放疗，放疗期间护士最重要的是观察其有无

　　A. 口腔溃疡

　　B. 食欲不振

　　C. 恶心、呕吐

　　D. 脱发

　　E. 血白细胞和血小板降低

【A3/A4 型题】

（1～3 题共用题干）

男性，46 岁，平素体健，在例行体检时发现甲胎蛋白（AFP）3 次阳性，肝功能正常，肝区触诊无异常，被诊断为早期肝癌。

1. 目前最理想的治疗方法是

　　A. 力争手术切除

　　B. 放射治疗

　　C. 联合化疗

　　D. 中医中药治疗

　　E. 内分泌治疗

2. 该病人出现情绪暴躁，抱怨医生医疗水平差，对家属的关心和照顾也百般挑剔，经常无理取闹。此时其心理反应属于

　　A. 震惊否认期

　　B. 愤怒期

　　C. 磋商期

　　D. 抑郁期

　　E. 接受期

3. 此时护士正确的做法是

　　A. 引导病人表达内心感受

　　B. 适时向病人说明病情真相

　　C. 制止病人发泄不满情绪

　　D. 要求病人面对现实

　　E. 满足病人各种要求

三、简答题

1. 解释恶性肿瘤的转移方式。

2. 列举肿瘤病人的心理变化分期。

四、病例分析题

1. 女性，56 岁，被诊断为肺癌晚期，暂时无法进行手术，拟通过静脉途径行化学药物治疗。化疗期间，该病人出现严重的恶心、呕吐，没有食欲，由于口腔溃疡导致咀嚼和吞咽食物困难。

请问：①该病人可能出现了何种化疗副作用？②应如何处理？③为预防静脉炎和局部组织坏死，化疗期间应采取哪些预防措施？

2. 男性，45 岁，2 月前不明原因出现大便 8～10 次/天，便中带血、黏液、脓液。1 个月前大便变细，3～4 次/天。经结肠镜检查示"直肠癌"。该病人在手术前放疗过程中，会阴肛门部皮肤变得干燥，出现瘙痒、脱屑和色素沉着，使其经常忍不住搔抓。

请问：①病人可能出现了何种放疗副作用？②应如何预防和处理？

参考答案及解析

一、名词解释

1. 肿瘤：是人体正常细胞在不同的始动与促进因素长期作用下，发生过度增生或异常分化所形成的新生物。

2. 化学药物治疗：简称化疗，是用化学药物抑制或杀灭肿瘤细胞而达到治疗目的的一种方法。

二、选择题

A1/A2 型题

1. D。恶性肿瘤肿块呈浸润性生长，生长较快，界限不清，表面不光滑或有结节感，质地坚硬，可有压痛，活动度小或固定不动，多出现转移灶。

2. C。肿瘤细胞侵入血管，随血流转移至远隔部位，如胃肠道肿瘤可经门静脉系统转移到肝。

3. A。T 指原发肿瘤（tumor），N 为淋巴结（node），M 为远处转移（metastasis）。再根据肿块大小、浸润程度在字母后标以数字 0～4，以示肿瘤发展程度。

4. E。肿瘤标志物检测结果具有辅助或提示诊断的作用，如前列腺特异抗原（PSA）对前列腺癌的诊断、治疗和预后判断等都有重要意义。

5. D。虽然对肿瘤的辅助检查方法较多，但病理学检查是目前确诊肿瘤直接而可靠的依据。

6. A。肿瘤对放疗的敏感性不一，淋巴造血系统肿瘤和性腺肿瘤等对放疗高度敏感，宜选用放疗。

7. C。骨髓抑制是最严重的化疗反应，化疗期间应严密观察，及时处理。

8. A。白细胞低于 $1.0 \times 10^9/L$ 时，应实施保护性隔离或将病人置于层流室，以免发生感染。

9. C。药液外渗时应立即停药。

10. E。由于放疗可造成骨髓抑制，对病人治疗有严重影响，因此最重要的是观察其是否有血白细胞和血小板降低。

A3/A4 型题

1. A。早期肝癌的肿块较小，手术治疗效果较好，应力争手术切除。

2. B。在愤怒期，病人接受癌症事实，并出现愤怒和不满情绪，常迁怒于亲属和医务人员，甚至百般挑剔、无理取闹、出现冲动行为。

3. A。在愤怒期，应引导病人表达内心感受，纠正其感知错误，也可请其他病友介绍成功治疗的经验，引导病人正视现实。

三、简答题

1. 答：恶性肿瘤的转移方式有：①直接蔓延，肿瘤细胞向与原发灶相连续的组织扩散生长；②淋巴转移，多数为邻近区域淋巴结转移，也可跳跃式转移，即不经区域淋巴结而转移至"第二、第三站"淋巴结；③血行转移，肿瘤细胞侵入血管，随血流转移至远隔部位；④种植性转移，肿瘤细胞脱落后"播种"在体腔或空腔脏器内发生转移。

2. 答：肿瘤病人的心理变化按出现先后可分为震惊否认期、愤怒期、磋商期、抑郁期和接受期。

四、病例分析题

1. 答：①消化道反应。②嘱病人进食清淡易消化饮食，忌辛辣、油腻等刺激性食物，忌烟酒。针对口腔溃疡，应给予漱口液于睡前和三餐后漱口，若影响进食可提供吸管吸食流质；针对恶心、呕吐，应遵医嘱给予止吐剂或输液治疗。③应将药物用适当的溶媒稀释至规定浓度，合理安排给药顺序，按操作规程给药。有计划地两臂交替、由远及近穿刺静脉。妥善固定穿刺针头，以防针头滑脱导致药液外渗和皮下组织坏死。若药物刺激性强、作用时间长，而病人的外周血管条件差，可行深静脉置管化疗。

2. 答：①皮肤黏膜改变。②保持照射野皮肤的清洁、干燥，指导病人穿着宽松、柔软、吸湿性强的棉质内衣。避免冷、热刺激及阳光直射，忌用肥皂清洁和粗毛巾搓擦，沐浴后局部可用软毛巾吸干。若有脱屑和瘙痒，忌自行撕脱、搔抓或用乙醇、碘酒涂擦，应让其自然脱落，必要时遵医嘱使用止痒剂。

（庞　冬）

第十一章　颅内压增高病人的护理

测试题

一、名词解释

1. 颅内压　　2. 颅内压增高　　3. 颅内压增高三主征　　4. 脑疝

二、选择题

【A1/A2 型题】

1. 颅内压增高三主征是
   - A. 血压升高、脉缓有力、呼吸深慢
   - B. 头痛、眩晕、呕吐
   - C. 头痛、呕吐、视神经乳头水肿
   - D. 头痛、颈项强直、复视
   - E. 昏迷，一侧瞳孔散大，对侧肢体痉挛性瘫痪

2. 医嘱给予某颅内压升高病人输注20%甘露醇250 ml，该溶液输注时间不能长于
   - A. 10 分钟
   - B. 30 分钟
   - C. 60 分钟
   - D. 90 分钟
   - E. 120 分钟

3. 通过稳定血脑屏障，预防和缓解脑水肿、降低颅内压的治疗方法是
   - A. 脱水治疗
   - B. 过度换气
   - C. 激素治疗
   - D. 冬眠低温治疗
   - E. 脑脊液外引流术

4. 对于有明显颅内压增高的病人禁忌做的检查是
   - A. X 线
   - B. CT
   - C. 腰椎穿刺
   - D. MRI
   - E. 脑血管造影

5. 小脑幕切迹疝病人瞳孔变化及肢体瘫痪的特点是
   - A. 病变同侧瞳孔变化及同侧肢体瘫痪
   - B. 病变同侧瞳孔变化及对侧肢体瘫痪
   - C. 病变对侧瞳孔变化及同侧肢体瘫痪
   - D. 病变对侧瞳孔变化及对侧肢体瘫痪
   - E. 双侧瞳孔变化及对侧肢体瘫痪

6. 给予颅内压增高病人半斜坡卧位的主要目的是
   - A. 有利于改善心脏功能
   - B. 有利于改善呼吸功能
   - C. 有利于颅内静脉回流
   - D. 有利于鼻饲
   - E. 防止呕吐物误入呼吸道

7. 下列关于冬眠低温治疗期间的护理叙述错误的是
   - A. 冬眠期间不宜翻身或移动体位
   - B. 通常体温降至 32～34℃
   - C. 降温前先用冬眠药物
   - D. 收缩压<80mmHg 应停药
   - E. 复温时应先停用冬眠药物

8. 急性颅内压增高病人典型的生命体征

表现是

A. 脉搏快，呼吸急促

B. 脉搏快，血压降低

C. 脉搏快，血压高

D. 脉搏慢，呼吸慢，血压高

E. 脉搏慢，血压低

9. 枕骨大孔疝不同于小脑幕切迹疝的临床表现是

A. 头痛剧烈

B. 呕吐频繁

C. 意识障碍出现早

D. 呼吸骤停出现早

E. 迅速出现失明

10. 脑室引流术后病人引流管护理方法不妥的是

A. 每日引流量不超过 500 ml

B. 定时无菌生理盐水冲洗

C. 观察并记录引流液的量、性状

D. 妥善固定引流管

E. 引流管开口高于侧脑室平面 10～15 cm

【A3/A4 型题】

(1～6 题共用题干)

男性，55 岁，头痛 3 个月，多见于清晨，常出现癫痫发作，经检查诊断为颅内占位性病变、颅内压增高，拟行开颅手术。

1. 颅内压正常值为

A. 0.2～0.6kPa

B. 0.7～2.0kPa

C. 2.1～3.0kPa

D. 3.1～3.5kPa

E. 3.6～4.5kPa

2. 颅内压增高的主要表现为

A. 头痛、抽搐、血压升高

B. 头痛、呕吐、感觉障碍

C. 头痛、恶心、呕吐

D. 头痛、抽搐、血压增高

E. 头痛、呕吐、视神经乳头水肿

3. 术前病人出现便秘时，不正确的处理方法是

A. 使用开塞露

B. 腹部按摩

C. 使用缓泻剂

D. 用肥皂水灌肠

E. 鼓励病人多食蔬菜、水果

4. 该病人清晨起床排便时突然不省人事，查体见病人呈昏迷状态，左侧瞳孔散大，对光反应消失，眼底视乳头水肿，右侧肢体瘫痪，呼吸、血压不稳。病人最可能出现了

A. 枕骨大孔疝

B. 左侧颞叶疝

C. 右侧颞叶疝

D. 大脑镰下疝

E. 原发性脑干损伤

5. 应立即采取的急救措施为

A. 立即开颅减压

B. 立即行脑脊液体外引流

C. 脑脊液分流术

D. 静脉输注高渗性利尿剂

E. 冬眠低温疗法

6. 禁忌采取的治疗措施是

A. 腰椎穿刺降低颅内压

B. 开颅探查

C. 应用激素

D. 大剂量 20%甘露醇静脉滴注

E. 脑室体外引流降低颅内压

三、简答题

1. 简述颅内压增高病人的病情观察要点。

2. 简述颅内压监护病人的护理要点。

3. 简述脑室引流期间病人的护理要点。

四、病例分析题

1. 男性，45 岁，2 天前车祸伤及头部，头痛、呕吐逐渐加重。用力咳嗽后突然不省人事。查体：昏迷状态，右侧瞳孔散大，对光反应消失，眼底视乳头水肿，左侧肢体瘫痪，呼吸、血压不稳。

请问：①病人目前出现何种问题？②应如何处理？

2. 男性，45 岁，头痛 8 个月，用力时加重，多见于清晨及晚间，常伴有恶心，有时呕吐。经 CT 检查诊断为颅内占位性病变、颅内压增高，为行手术治疗入院。入院后第 3 天，因便秘、用力排便，突然出现剧烈头痛、呕吐，右侧肢体瘫痪，随即意识丧失。体检：BP 150/88mmHg，R 16 次/分，P 56 次/分。左侧瞳孔散大，对光反应消失。

请问：①病人目前出现何种问题？为什么？②应如何解决此类病人便秘问题？③目前的急救护理措施有哪些？

参考答案及解析

一、名词解释

1. 颅内压：是指颅腔内容物对颅腔壁所产生的压力。正常情况下，成年人颅内压为 $0.7\sim2.0\text{kPa}$（$70\sim200\text{mmH}_2\text{O}$），儿童颅内压为 $0.5\sim1.0\text{kPa}$（$50\sim100\text{mmH}_2\text{O}$）。

2. 颅内压增高：是指因各种原因，如颅脑损伤、脑肿瘤、脑出血、脑积水等，使颅腔内容物体积增加或颅腔容积减少，超过颅腔可代偿的容量，导致颅内压持续高于 2.0kPa（$200\text{mmH}_2\text{O}$），并出现头痛、呕吐和视神经乳头水肿三大病征。

3. 颅内压增高三主征：是指颅内压增高病人出现的头痛、呕吐和视神经乳头水肿三大病征。

4. 脑疝：当颅腔内某一分腔有占位性病变时，该分腔的压力高于邻近分腔，脑组织由高压区向低压区移动，部分脑组织被挤入颅内生理空间或裂隙，产生相应的临床症状和体征，称为脑疝。

二、选择题

A1/A2 型题

1. C。颅内压增高的主要临床表现是头痛、呕吐和视神经乳头水肿。三者合称颅内压增高三主征。

2. B。20％甘露醇是高渗性脱水剂，快速静脉滴入后可迅速提高血浆渗透压，使组织间液水分向血浆转移，产生组织脱水，250ml 应在 30 分钟内输完，否则会影响治疗效果。

3. C。5 个选项均为降低颅内压的方法。脱水治疗是将脑组织间的水分通过渗透作用进入血循环再由肾排出，从而达到缩小脑体积、降低颅内压的目的；过度换气是通过增加血液中的氧分压，排出 CO_2，使脑血管收缩、减少脑血流量，从而降低颅内压；激素治疗是通过稳定血脑屏障，预防和缓解脑水肿，改善病人症状；冬眠低温治疗是通过降低病人体温，以降低脑耗氧量和脑代谢率，减少脑血流量，降低颅内压；脑脊液外引流术是减少颅内脑脊液的量而降低颅内压。

4. C。有明显颅内压增高症状和体征的病人，因腰椎穿刺可能引发脑疝而禁忌施行。

5．B。小脑幕切迹疝病人由于患侧动眼神经受刺激导致患侧瞳孔缩小，随病情进展，患侧动眼神经麻痹，患侧瞳孔逐渐散大。此外，因钩回直接压迫大脑脚，锥体束受累后，病变对侧肢体肌力减弱或麻痹，病理征阳性。

6．C。颅内压增高病人抬高床头，可有利于颅内静脉回流，从而减轻脑水肿。

7．E。冬眠期间因血压波动较大，易出现体位性低血压，故不宜翻身或移动体位；降温幅度通常是体温降至 32～34℃；降温前先用冬眠药物，以控制病人的御寒反应；冬眠期间易出现低血压，故收缩压＜80mmHg 应停药；复温时应先停物理降温再停用冬眠药物。

8．D。急性颅内压增高病人可伴有典型的生命体征变化，即血压升高，尤其是收缩压增高，脉压增大；脉搏缓慢，宏大有力；呼吸深慢等。

9．D。枕骨大孔疝时小脑扁桃体及延髓经枕骨大孔被挤向椎管中，因延髓是病人重要的生命中枢，病人可突发呼吸骤停而死亡。

10．B。脑室引流术后病人引流管不可冲洗，以免引发颅内感染。

A3/A4 型题

1．B。成年人颅内压正常值为 0.7～2.0kPa。

2．E。颅内压增高病人可出现头痛、呕吐、视神经乳头水肿，合称为颅内压增高三主征。

3．D。颅内压增高病人常出现便秘，应采用较为缓和的方式解除便秘，用肥皂水灌肠可增加腹内压，从而加重颅内压升高，可能引发意外。

4．B。病人因排便可出现短时腹内压升高而加重颅内压增高，从而诱发脑疝。此病人表现符合小脑幕切迹疝特点，因表现为左侧瞳孔变化和右侧肢体瘫痪，故考虑为左侧颞叶疝。

5．D。此病人高度怀疑出现脑疝，故应立即静脉输注高渗性利尿剂，以降低颅内压，为进一步抢救争取时间。

6．A。5 个选项均可降低颅内压，但此时行腰椎穿刺可加重或诱发脑疝，故视为禁忌。

三、简答题

1．答：对于颅内压增高病人，应密切观察其意识状态、生命体征、瞳孔变化。其中意识状态多采用 Glasgow 昏迷评分法，注意瞳孔大小、直接和间接对光反应。有条件者可行颅内压监测。警惕颅内高压危象的发生。

2．答：监护前注意调整记录仪与传感器的零点，一般位于外耳道水平。病人保持平卧或头抬高 10°～15°。避免外来因素干扰监护，保持呼吸道通畅，躁动病人适当使用镇静药。防止管道阻塞、扭曲、打折及传感器脱出。监护过程严格无菌操作，预防感染。

3．答：妥善固定；保持引流通畅；观察并记录脑脊液的颜色、量及性状；维持适当引流速度和量；严格遵守无菌操作原则。

四、病例分析题

1．答：①病人可能因继发性脑损伤导致颅内压增高，出现右侧小脑幕切迹疝。②应立即快速输注甘露醇，尽快降低颅内压，为后续抢救赢得时间，迅速做好术前准备，急诊手术减压。

2．答：①病人可能出现了左侧小脑幕切迹疝。因为颅内压的变化与颅腔容积之间呈指数关系。该病人颅内压增高达 8 个月，因机体本身的代偿作用，能够对颅内压的变化有一定的适应，但这种调节功能存在一临界点。当颅内容积的增加超过该临界点后，即使是因用力排便、腹内压增高，也可引起颅内压的急骤上升，从而导致致命的脑疝。②便秘处理：可以鼓励病人多吃蔬菜和水果，并可口服缓泻剂以防止便秘。若已有便秘发生，可使用开塞露或低压小剂量灌肠，必要时，戴手套掏出粪块，但不可高压灌肠。③急救处理：快速静脉输入强力脱水剂，并观察脱水效果。保持呼吸道通畅，对呼吸功能障碍者，行人工辅助呼吸。密切观察呼吸、心跳、瞳孔变化。紧急做好术前准备。

（路　潜）

第十二章　颅脑损伤病人的护理

测试题

一、名词解释

1. 脑震荡　　2. 逆行性遗忘　　3. 中间清醒期

二、选择题

【A1/A2 型题】

1. 急性硬脑膜外血肿病人典型意识障碍的表现是
   A. 短暂昏迷
   B. 持续昏迷
   C. 中间清醒期
   D. 昏迷进行性加重
   E. 昏迷程度时重时轻

2. 诊断颅底骨折最可靠的临床表现是
   A. 意识障碍
   B. 脑脊液漏
   C. 脑脊液含血
   D. 颅底骨质凹陷
   E. 头皮皮下出血

3. 某病人头部损伤后，球结膜下出血，鼻孔出血且有脑脊液流出，可能为
   A. 鼻骨骨折
   B. 颅盖骨骨折
   C. 颅前窝骨折
   D. 颅中窝骨折
   E. 颅后窝骨折

4. 下列关于颅中窝骨折病人的护理错误的是
   A. 禁止腰椎穿刺
   B. 枕部垫无菌巾
   C. 禁忌堵塞鼻腔
   D. 床头抬高 15～30cm
   E. 用抗生素溶液冲洗鼻腔

5. 某颅脑损伤病人，神志丧失，呼之不醒，压其眶上神经，出现皱眉、上肢活动，其意识障碍属于
   A. 昏睡
   B. 嗜睡
   C. 浅昏迷
   D. 昏迷
   E. 深昏迷

6. 应立即手术的颅脑损伤是
   A. 脑震荡
   B. 脑挫裂伤
   C. 硬脑膜外血肿
   D. 蛛网膜下腔出血
   E. 颅底骨折伴脑脊液漏

7. 不符合脑震荡表现的是
   A. 意识障碍多在 30 分钟以上
   B. 有逆行性遗忘
   C. 清醒后可出现头痛、恶心症状
   D. 神经系统查体无阳性体征
   E. CT 检查颅内无异常发现

8. 观察颅脑损伤病人时，提示为急性颅内压增高早期表现的是
   A. 脉快，呼吸急促
   B. 脉快，血压低
   C. 脉快，血压高
   D. 脉慢，呼吸慢，血压高
   E. 脉慢，血压低

9. 颅中窝骨折出现脑脊液耳漏的处理原

则是

A. 卧床休息，头低位

B. 使用脱水剂减少脑脊液外漏

C. 用抗生素药水滴耳

D. 用棉球堵塞外耳道减少脑脊液外漏

E. 用生理盐水棉球清洁外耳道

10. 下列不符合颅前窝骨折临床表现的是

A. "熊猫眼"征

B. 脑脊液鼻漏

C. 眼球结膜下淤血

D. 周围性面神经瘫痪

E. 一侧嗅觉丧失

【A3/A4型题】

(1～3题共用题干)

女性，35岁，被人用铁棍击伤头部，立即出现昏迷，送医院途中清醒，并可与家人谈话，但头痛、呕吐明显。入院查体时呈昏迷状态，左瞳孔直径0.5cm，右侧0.2 cm，右侧肢体无自主运动。

1. 与病人的临床表现特点最符合的是

A. 脑挫裂伤

B. 原发性脑干损伤

C. 急性硬脑膜下血肿

D. 急性硬脑膜外血肿

E. 急性脑内血肿

2. 应立即给病人使用的最主要的急救药物是

A. 20％甘露醇

B. 氨苯蝶啶

C. 地塞米松

D. 苯巴比妥

E. 氢氯噻嗪

3. 目前禁忌的处理方法是

A. 腰椎穿刺测定颅内压

B. 开颅探查

C. 应用地塞米松

D. 20％甘露醇快速静脉滴注

E. 脑室引流

(4～6题共用题干)

女性，37岁，骑车时被汽车撞伤，当即昏迷，20分钟后清醒，对发生事件描述不清。诉头痛、头晕、恶心、欲吐。查体：神情，双侧瞳孔等大，对光反应灵敏，四肢肌张力正常，病理征阴性，腰椎穿刺压力不高，CT未见异常。诊断为脑震荡。

4. 目前病人主要的处理措施是

A. 静卧、休息

B. 口服止吐剂

C. 加强营养

D. 应用抗生素

E. 防治脑水肿

5. 此病人伤后48小时内应警惕出现

A. 呼吸道梗阻

B. 继发感染

C. 脑水肿

D. 颅内血肿

E. 压疮

6. 该病人的病情观察项目中最重要的是

A. 意识

B. 肢体活动

C. 生命体征

D. 神志

E. 瞳孔

三、简答题

1. 简述预防颅底骨折病人颅内感染的护理措施。

2. 简述颅脑手术后创腔引流的护理。

四、病例分析题

1. 男性，78岁，不慎在楼梯口摔倒，右侧额部着地，伤后进行性意识障碍加重1小时，肢体无自主活动，急诊入院。查体：右侧瞳孔 6 mm，对光反应消失；左侧 3 mm，对光反应迟钝。P 120 次/分，R 20 次/分，BP 150/70 mmHg，T 37.2 ℃。意识不清，呼之不应，压眶上神经无反应，双侧腱反射可对称引出，左侧巴氏征（＋），右侧巴氏征（－）。辅助检查：头颅 CT 示慢性硬脑膜下血肿、右额叶广泛脑挫裂伤。

请问：①病人目前的意识状态如何判断？②病人目前有何种问题需要紧急处理？为什么？③目前的紧急处理措施有哪些？

2. 男性，40 岁，头部受棒击，昏迷不醒 8 小时。查体：P 88 次/分，R 20 次/分，BP 130/85 mmHg，T 37.0 ℃。右侧瞳孔散大，对光反应消失，右眼眶周围肿胀，皮下有淤血。左上肢不能活动，左侧巴氏征（＋）。腰椎穿刺：脑脊液压力 180 mmH$_2$O，呈均匀血性脑脊液。X 线颅骨平片示右眼眶骨折。CT 扫描示右额颞部有低密度区。医疗诊断为脑挫裂伤、颅内压增高、脑疝。

请问：①目前的治疗原则是什么？②列举该病人的病情观察要点。

参考答案及解析

一、名词解释

1. 脑震荡：是最常见的轻度原发性脑损伤。为一过性脑功能障碍，无肉眼可见的神经病理改变。

2. 逆行性遗忘：是指脑震荡病人出现的情形后不能回忆受伤前及当时的情况。

3. 中间清醒期：脑损伤病人在原发性意识障碍之后，经过清醒过程，再度出现意识障碍，并渐次加重，其中的清醒过程称为中间清醒期。

二、选择题

A1/A2 型题

1. C。急性硬脑膜外血肿病人典型的意识障碍是在原发性意识障碍之后，经过中间清醒期，再度出现意识障碍，并逐渐加重。

2. B。颅底部的硬脑膜与颅骨贴附紧密，颅骨的气窦均贴近颅底，且气窦内壁与颅脑膜紧贴，故颅底骨折越过气窦时，相邻硬脑膜常被撕裂，即可出现脑脊液漏，而成为开放性骨折。

3. C。颅前窝骨折病人渗血淤积在眼眶周围和球结膜下，形成所谓"熊猫眼"。且因颅底部硬脑膜与颅骨贴附紧密，骨折时极易撕裂，出现脑脊液漏。颅前窝骨折时，脑脊液由鼻孔流出，此病人符合颅前窝骨折典型表现。

4. E。颅中窝骨折病人可出现脑脊液鼻漏和耳漏，因颅腔与外界相通，极易发生颅内感染，故应保持外耳道、鼻腔和口腔清洁，严禁为脑脊液鼻漏者从鼻腔吸痰或放置胃管，禁止耳、鼻滴药，冲洗和堵塞，禁忌做腰椎穿刺。床头抬高 15～30cm 利于外漏通道尽早闭合。

5. C。意识状态可分五级：①意识模糊，保持简单的精神活动，但对时间、地点、任务的定向力发生障碍。②浅昏迷，无自主活动，对声光无反应，对疼痛有防御反应，角膜反射、瞳孔对光反射、吞咽反射存在。③昏迷，对周围事物及各种刺激均无反应。剧烈刺激可出现防御反应，角膜反射、瞳孔对光反应下降。④深昏迷，全身肌肉松弛，对各种刺激无反应，深浅反射均无。该病人表现符合浅昏迷特点。

6.C。多数脑损伤采用非手术治疗方法，但颅内血肿可因血肿存在导致颅内压升高甚至脑疝，通常需要及时手术清除血肿。

7.A。脑震荡的临床特点是短暂的意识障碍，一般不超过30分钟。清醒后常出现逆行性遗忘，其他可有头痛、头昏、恶心、呕吐等症状。神经系统检查无阳性体征，脑脊液中无红细胞，CT检查亦无阳性发现。

8.D。即血压升高，尤其是收缩压增高，脉压增大；脉搏缓慢，宏大有力；呼吸深慢等。

9.E。颅中窝骨折出现脑脊液漏的病人应注意避免颅内感染，病人常取头高位，注意外耳道清洁，可用生理盐水棉球清洁外耳道，禁止耳内滴药、冲洗和堵塞。因脑脊液外漏也不宜使用脱水剂，以免导致颅内低压。

10.D。颅前窝骨折时，病人可出现"熊猫眼"征、脑脊液鼻漏、球结膜下淤血、嗅神经和视神经受累，不出现面神经瘫痪。

A3/A4 型题

1.D。病人在头部损伤之后出现典型的昏迷—清醒—再昏迷的意识障碍特点，并有颅内压增高表现、脑疝迹象，因此首先考虑为急性硬脑膜外血肿导致的颅内压增高、小脑幕切迹疝。

2.A。对于急性颅内压增高、脑疝病人，首要的处理是使用强力脱水剂，尽快降低颅内压力，故选用20％甘露醇。

3.A。病人已出现颅内压增高、小脑幕切迹疝表现，若行腰椎穿刺将加重病情。

4.A。脑震荡病人通常无须特殊治疗，一般卧床休息1～2周可完全恢复。

5.D。少数脑震荡病人可能发生颅内继发病变或其他并发症，故应密切观察意识状态、生命体征及神经系统病症。在伤后48小时内有应注意颅内血肿发生。

6.D。若病人发生颅内血肿，将表现为再次意识改变，因此应重点观察神志情况。

三、简答题

1.答：①保持外耳道、鼻腔和口腔清洁。②不可堵塞鼻腔，采用正确方法估计脑脊液外漏量。③避免用力咳嗽、打喷嚏、擤鼻涕及用力排便，以免颅内压骤然升降导致气颅或脑脊液逆流。④对脑脊液鼻漏者，严禁从鼻腔吸痰或放置鼻胃管，禁止耳、鼻滴药，冲洗和堵塞，禁忌做腰椎穿刺。⑤密切观察有无颅内感染迹象。

2.答：术后病人取平卧位或头低脚高患侧卧位，以便充分引流。引流瓶（袋）应低于创腔30cm。保持引流管通畅，注意观察引流液的性质和量。术后不使用强力脱水剂，亦不必严格限制水分摄入，以免颅压过低影响脑膨出。通常于术后3天左右行CT检查，证实血肿消失后拔管。

四、病例分析题

1.答：①病人处于深昏迷状态。②病人可能出现了脑疝。理由是右侧额叶脑挫裂伤病人出现意识障碍、右侧瞳孔改变、肢体无自主活动、左侧巴氏征（＋），符合小脑幕切迹疝的临床特点。③立即给予强力脱水剂，降低颅内压；紧急做好术前准备，急诊行硬脑膜下血肿清除术、颅内外减压术。

2. 答：①静卧、休息，床头抬高 15°～30°；给予强力脱水剂，脱水治疗；保持呼吸道通畅，必要时做气管切开或气管内插管辅助呼吸；营养支持，维持水、电解质、酸碱平衡；应用抗生素预防感染；严密观察病情变化；适当给予促进脑功能恢复的药物；必要时手术切开减压或行病灶清除。②观察内容包括意识、瞳孔、生命体征、神经系统体征等。

（路　潜）

第十三章　甲状腺疾病病人的护理

测试题

一、名词解释

1. 基础代谢率（BMR）　　2. 甲状腺危象

二、选择题

【A1/A2 型题】

1. 成人基础代谢率＋45％，其甲状腺功能为
   - A. 正常范围
   - B. 轻度甲状腺功能亢进
   - C. 中度甲状腺功能亢进
   - D. 重度甲状腺功能亢进
   - E. 功能低下

2. 单纯性甲状腺肿病人出现霍纳综合征是由于肿块压迫了
   - A. 食管和气管
   - B. 喉上神经
   - C. 颈部大静脉
   - D. 喉返神经
   - E. 颈交感神经丛

3. 甲状腺大部切除手术后 24 小时内，最危急的并发症是
   - A. 甲状腺危象
   - B. 手足抽搐
   - C. 声音嘶哑
   - D. 呼吸困难和窒息
   - E. 误咽、呛咳

4. 甲状腺功能亢进病人行甲状腺大部切除术后发生甲状腺危象的主要原因是
   - A. 术前准备不充分
   - B. 术中出血过多
   - C. 甲状腺切除过少
   - D. 术后未服碘剂

   - E. 精神过度紧张

5. 基础代谢率的计算公式是
   - A. 收缩压＋舒张压－111
   - B. 收缩压－舒张压－111
   - C. 脉率＋脉压＋111
   - D. 脉率＋脉压－111
   - E. 脉率－脉压－111

6. 甲状腺功能亢进术前应用硫氧嘧啶类药物的作用是
   - A. 阻止甲状腺激素的合成
   - B. 抑制甲状腺激素的释放
   - C. 有利于术后康复
   - D. 减少甲状腺血运
   - E. 使甲状腺变小、变硬

7. 以下有关甲状腺功能亢进术前准备不妥的是
   - A. 用抗甲状腺药物控制病情
   - B. 应用阿托品减少呼吸道分泌
   - C. 做喉镜检查了解声带功能
   - D. 用复方碘剂使腺体变小、变硬
   - E. 使用镇静催眠药物

8. 甲状腺癌最常见的组织学类型是
   - A. 乳头状腺癌
   - B. 滤泡状腺癌
   - C. 未分化癌
   - D. 髓样癌
   - E. 混合癌

9. 甲状腺大部切除术后 3 日，病人出现

手足抽搐，以下护理措施不正确的是

A. 发作时静脉注射钙剂

B. 每周测定血钙或尿钙

C. 口服葡萄糖酸钙

D. 鼓励进食瘦肉、蛋类、乳品

E. 适量应用镇静、解痉剂

10. 女性，23岁，甲状腺功能亢进病人，医嘱给予丙硫氧嘧啶口服，护士应告诉该病人用药后需要及时报告的情况是

A. 咽痛，发热

B. 痛经，月经量过多

C. 便秘，腹胀

D. 尿量增多

E. 皮肤瘙痒

【A3/A4 型题】

(1～3 题共用题干)

女性，33岁，因重度甲状腺功能亢进入院，计划择期手术治疗。在术前准备期间，病人表现紧张、焦虑不安。

1. 评估甲状腺功能亢进病情程度的主要依据是

A. 甲状腺大小

B. 脉率和脉压

C. 情绪变化

D. 突眼程度

E. 体重和食欲

2. 为稳定病人情绪、解除焦虑，下列措施不妥的是

A. 酌情给予镇静剂

B. 避免刺激性语言

C. 不安排与重病人同住一室

D. 不回答有关手术的询问

E. 介绍与治疗成功的病人交谈

3. 为了抑制甲状腺素的释放，减少甲状腺血供，常用的术前准备药物是

A. 甲状腺素

B. 复方碘化钾

C. 硫氧嘧啶

D. 普萘洛尔

E. 苯巴比妥

(4～6 题共用题干)

女性，26岁，因甲状腺功能亢进拟行甲状腺大部切除术。病人在清晨清醒、空腹、静卧的情况下，T 37℃，P 101 次/分，BP 130/70mmHg。

4. 该病人的基础代谢率为

A. 29%

B. 41%

C. 31%

D. 50%

E. 60%

5. 术前服用碘剂的作用是

A. 抑制甲状腺素的分泌

B. 抑制甲状腺素的释放

C. 增加体重

D. 减慢心率

E. 稳定情绪

6. 该病人术前禁用的药物是

A. 阿托品

B. 吗啡

C. 苯巴比妥

D. 普萘洛尔

E. 地西泮

三、简答题

1. 试述甲状腺功能亢进手术的适应证和禁忌证。

2. 试述甲状腺功能亢进术前应用复方碘化钾溶液的原理、目的及方法。

四、病例分析题

1. 女性，30岁，因甲状腺肿大，性情急躁，失眠，怕热，食欲亢进，消瘦，乏力1年

入院。检查：甲状腺弥漫性肿大，质软，腺体上极血管杂音明显，双手震颤，心率 110 次/分，血压 140/80mmHg。诊断为原发性甲状腺功能亢进，准备行甲状腺大部切除术。

请问：①该病人的基础代谢率是多少？②甲状腺功能亢进程度如何？③该病人服用复方碘化钾溶液作术前准备，试述准备成功的标准。

2. 女性，25 岁，因中度甲状腺功能亢进入院，经充分术前准备后，在颈丛阻滞麻醉下行甲状腺大部切除术，手术经过顺利。术后返回病房，护士测脉搏 86 次/分，血压 117/80mmHg，引流管接负压引流瓶，流出 15ml 血性液体。病人发音正常，诉切口疼痛，咽喉有痰，不易咳出。根据病人情况，病房护士提出三项护理诊断：①疼痛；②清理呼吸道无效；③有窒息的危险。

请列出该三项护理诊断的相关因素，并简述相应的护理措施。

参考答案及解析

一、名词解释

1. 基础代谢率（BMR）：是指人在基础状态下（清晨、清醒、空腹、静卧、精神安定、环境温度 20～25℃）单位时间内的基础代谢，称为基础代谢率。

2. 甲状腺危象：是甲状腺功能亢进的严重并发症，多发生在术后 12～36 小时内，原因尚不清楚，可能与术前准备不充分、甲状腺功能亢进症状未得到有效控制即仓促手术以及手术应激有关。主要表现为高热（＞39℃）、寒战、脉快而弱（＞120 次/分）、大汗、烦躁不安、谵妄，甚至昏迷，常伴有呕吐和水泻。

二、选择题

A1/A2 型题

1. C。成人基础代谢率在＋20%～＋30% 为轻度甲状腺功能亢进，＋30%～＋60% 为中度甲状腺功能亢进，＋60% 以上为重度甲状腺功能亢进。

2. E。若甲状腺肿块压迫颈交感神经丛，可发生霍纳综合征，表现为病侧瞳孔缩小、上眼睑下垂、眼球内陷、同侧面部无汗等。

3. D。甲状腺大部切除手术后可出现呼吸困难或窒息、喉返神经损伤、喉上神经损伤、甲状旁腺损伤、甲状腺危象等，其中呼吸困难和窒息是最危急的并发症，应紧急处理。

4. A。甲状腺危象是甲状腺功能亢进手术后的严重并发症。多发生在术后 12～36 小时内，原因尚不清楚，可能与术前准备不充分、甲状腺功能亢进症状未得到有效控制即仓促手术以及手术应激有关。其中最主要的原因是术前准备不充分。

5. D。基础代谢率可根据脉率和脉压按公式简单计算：基础代谢率（BMR）＝（脉率＋脉压）－111。

6. A。硫脲类药物主要抑制甲状腺激素的分泌，但能使甲状腺肿大、充血。

7. B。甲状腺功能亢进术前不可用阿托品，以免引起心动过速。

8. A。甲状腺癌可分为乳头状腺癌、滤泡状腺癌、未分化癌、髓样癌四类，其中乳头状腺癌最常见，约占 60%。

9. D。该病人可能因甲状旁腺损伤导致低钙抽搐，应避免摄入含磷过高的食物，如肉类、乳品和蛋类等，以减少对钙吸收的影响。轻者可口服葡萄糖酸钙、乳酸钙或二氢速固醇，以二氢速固醇效果最好；症状重或长期不恢复者，可加服维生素 D_3，以促进钙在肠道内吸收，提高血中钙含量。抽搐发作时，立即静脉注射氯化钙或葡萄糖酸钙 10～20ml。

10.A。硫脲类药物的突出副作用是白细胞和中性粒细胞减少。当发现病人有咽痛、发热、皮疹等主诉或症状时应及时与医生联系，进一步检查分析是否需要停药。

A3/A4 型题

1.B。脉率增快及脉压增大是判断甲状腺功能亢进病情程度和治疗效果的重要标志。

2.D。为稳定病人情绪、解除焦虑，应避免向病人提供可能引起情绪波动的信息，但关于手术的相关问题应给予适当解答，以免加重病人的焦虑不安。

3.B。碘剂的作用是抑制蛋白水解酶，减少甲状腺球蛋白的分解，从而抑制甲状腺激素的释放，并能使腺体缩小、变硬，减少充血，有利于手术。

4.D。基础代谢率可根据脉率和脉压按公式简单计算：基础代谢率（BMR）＝（脉率＋脉压）－111。

5.B。碘剂的作用是抑制蛋白水解酶，减少甲状腺球蛋白的分解，从而抑制甲状腺激素的释放，并能使腺体缩小、变硬，减少充血，有利于手术。

6.A。甲状腺功能亢进术前不可服用阿托品，以免引起心动过速。

三、简答题

1. 答：甲状腺功能亢进外科治疗的适应证：①中度以上的原发性甲状腺功能亢进，内科治疗无明显疗效者；②继发性甲状腺功能亢进或高功能腺瘤；③腺体较大伴有压迫症状或胸骨后甲状腺肿；④抗甲状腺药或 ^{131}I 治疗后复发者或长期坚持用药有困难者。另外，甲状腺功能亢进影响妊娠（流产、早产等），而妊娠又加重甲状腺功能亢进，故妊娠早、中期的甲状腺功能亢进病人凡具有上述指征者，应考虑手术治疗。禁忌证：①症状较轻者；②青少年患者；③老年病人或有严重器质性疾病，不能耐受手术者。

2. 答：碘剂的作用是抑制蛋白水解酶，减少甲状腺球蛋白的分解，从而抑制甲状腺激素的释放，并能使腺体缩小、变硬，减少充血，有利于手术。常用复方碘化钾溶液，每日 3 次，口服，第 1 日每次 3 滴，第 2 日每次 4 滴，以后逐日每次增加 1 滴至每次 16 滴止，然后维持此剂量，直至达到准备标准。碘剂可加入牛奶、饮料中，并用吸管饮用，或滴到小块面包、馒头上一起吞服，以减少碘液的不良味道和对黏膜的刺激及牙齿的损害。

四、病例分析题

1. 答：①基础代谢率为＋59％；②属于中度甲状腺功能亢进。③准备成功的标准是：病人情绪稳定，安静和放松；睡眠好转；体重增加；脉率＜90 次/分，脉压恢复正常；基础代谢率在＋20％以下。

2. 答：①护理诊断：疼痛　与手术创伤有关。护理措施：安置舒适的体位，分散病人注意力。解释术后疼痛的规律，使病人合作。24 小时内使用哌替啶，特别是首次进食前使用一次。②护理诊断：清理呼吸道无效　与切口疼痛、痰液黏稠有关。护理措施：做好心理护理，解除病人的思想顾虑，介绍保持呼吸道通畅的重要性；鼓励和协助病人咳出痰液。适当使用止痛剂，做好雾化吸入护理，必要时负压吸痰或气管切开。③护理诊断：有窒息的危险　与术后可能出现切口内出血并发症有关。护理措施：取半卧位。每 30 分钟测生命体征一次。伤口引流管接负压吸引瓶，保持引流通畅，观察和记录引流量和性质。床旁备气管切开包、拆线包、氧气等抢救物品。按时正确地执行医嘱。严密观察病情，如有呼吸困难、发绀、烦躁不安、颈部肿胀、伤口渗血等情况，应作出紧急处理并报告医生。

（杨立慧）

第十四章 乳腺疾病病人的护理

测试题

一、名词解释

1. 酒窝征　　2. 橘皮征

二、选择题

【A1/A2 型题】

1. 急性乳房炎的主要病因是
   A. 乳汁淤积
   B. 乳头破损
   C. 乳头内陷
   D. 婴儿口腔感染
   E. 哺乳习惯不良

2. 属于急性乳房炎早期表现的是
   A. 患侧乳房有多发肿块
   B. 患侧乳房有坚硬肿块
   C. 患侧乳房有脓肿形成
   D. 患侧乳房红、肿、热、痛
   E. 患侧乳房有单个肿块

3. 早期乳腺癌最常见的症状是
   A. 无痛性肿块
   B. 皮肤局限性凹陷
   C. 乳头内陷
   D. 橘皮样改变
   E. 乳头溢血性液

4. 乳房肿瘤的好发部位是
   A. 外上象限
   B. 内上象限
   C. 内下象限
   D. 外下象限
   E. 乳晕区

5. 乳腺癌根治术后，为了预防皮下积血、积液导致的皮瓣坏死，最主要的护理措施是

   A. 引流管持续负压吸引
   B. 伤口加压包扎
   C. 局部用沙袋压迫
   D. 早期限制患侧肩部活动
   E. 穿刺抽吸皮瓣下积液

6. 女性，28 岁，剖宫产后发生急性乳房炎。下述正确的是
   A. 妊娠期多见
   B. 产后 3～4 周的初产妇多见
   C. 剖宫产是常见诱因
   D. 哺乳 6 个月后多发
   E. 长期哺乳易发生

7. 女性，29 岁，产后哺乳期，向护士咨询预防急性乳房炎的方法，下述内容中最重要的是
   A. 保持乳头清洁
   B. 养成定时哺乳习惯
   C. 每次哺乳后排空乳汁
   D. 及时治疗乳头破损
   E. 婴儿睡觉时不含乳头

8. 女性，48 岁，因左侧乳房肿块、乳头内陷就诊，诊断为乳腺癌。患者出现乳头内陷是因为
   A. 癌肿堵塞皮下淋巴管
   B. 癌肿侵犯 Cooper 韧带
   C. 癌肿与皮肤粘连
   D. 癌肿侵犯乳导管
   E. 癌肿与胸肌相连

9. 女性，30 岁，乳癌根治术后，出院前对其进行健康指导，对预防复发最重要的是
   A. 加强营养
   B. 参加体育活动以增强体质
   C. 5 年内避免妊娠
   D. 经常自查乳房
   E. 定期来院复查

10. 女性，30 岁，产后 3 周因急性乳房炎入院，B 超检查确认为乳房内脓肿，行脓肿穿刺引流，切口应是
   A. 沿乳晕边缘做弧形切口
   B. 在脓腔最低部位另加切口做对口引流
   C. 做放射状切口
   D. 沿乳房下缘做弧形切口
   E. 在脓腔最低部位做弧形切口

【A3/A4 型题】

(1～3 题共用题干)

女性，26 岁，产后 2 周，左侧乳房红肿、胀痛，伴发热半月，体温 39.9℃。查体：左乳较对侧肿大，皮肤红、皮温高，未触及明显波动感，同侧腋下可触及肿大淋巴结，乳头有轻度肿胀。

1. 此病人可能诊断为
   A. 急性乳房炎早期
   B. 急性乳房炎、脓肿形成
   C. 乳腺癌
   D. 乳腺囊性增生病
   E. 炎性乳癌

2. 该疾病的治疗原则是
   A. 停止哺乳，抗感染治疗
   B. 应用大剂量抗生素
   C. 及时行脓肿切开
   D. 消除感染、排空乳汁
   E. 先抗感染治疗，待脓肿形成后行

脓肿切开排脓

3. 目前主要的处理措施是
   A. 口服己烯雌酚
   B. 局部热敷
   C. 切开引流
   D. 患侧乳房停止哺乳，排空乳汁
   E. 更换敷料

(4～6 题共用题干)

女性，49 岁，洗澡时发现右侧乳房外上象限肿块 2 个月，自觉生长较快。体检：右侧乳房外上象限扪及一约 3.5cm×3cm×3cm 肿块，表面不光滑，边界不清，质硬。乳房局部皮肤凹陷呈"酒窝征"。右侧腋窝扪及 2 个约蚕豆大小淋巴结，可推动。经活组织病理学检查证实为乳腺癌，拟行乳腺癌改良根治术。

4. 乳腺癌淋巴转移最早和最常见的部位是
   A. 腋窝淋巴结
   B. 锁骨上淋巴结
   C. 患侧腋窝淋巴结
   D. 胸骨旁淋巴结
   E. 颈部淋巴结

5. 乳腺癌改良根治术的主要特点是
   A. 保留乳头
   B. 切除肿瘤、保留乳房
   C. 保留胸肌
   D. 切除整个乳房
   E. 切除乳房和部分肋骨

6. 在乳腺癌根治术后第 4 天，对患者的护理措施不正确的是
   A. 患侧垫枕抬高患肢
   B. 皮瓣下引流管接负压吸引
   C. 观察患侧肢端的血液循环
   D. 指导患者做全范围肩关节活动
   E. 禁止在患侧手臂测血压、输液

三、简答题

1. 简述急性乳房炎的预防措施。

2. 简述乳腺癌病人术后预防患侧上肢水肿的措施。

四、病例分析题

1. 女性, 30 岁, 初产妇, 产后 30 天, 左侧乳房胀痛, 局部皮肤红、发热, 触诊局部有稍硬肿块, 有压痛, 测体温 38.5℃。

请问: ①病人目前出现何种问题? ②应如何处理?

2. 女性, 46 岁, 商店售货员, 初中文化, 发现右乳房外上象限肿块, 直径 3cm, 质硬, 表面凹凸不平, 能推动, 腋窝淋巴结不肿大。临床诊断为乳腺癌, 准备行乳腺癌根治术。术前病人闷闷不乐、失眠、食欲不振。护士和病人谈话时了解到患者对预后很担忧。

请问: ①根据病人的反应, 请作出这一健康问题的护理诊断, 并提出护理措施。②在病人出院时, 关于术侧上肢护理和防止复发方面应做哪些指导?

参考答案及解析

一、名词解释

1. 酒窝征: 由于浅层筋膜与皮肤相连, 当乳腺癌侵及乳腺间的 Cooper 韧带使之缩短时, 会牵拉皮肤, 使局部皮肤凹陷, 如同酒窝, 称之为"酒窝征"。

2. 橘皮征: 肿块侵犯乳管使之收缩, 引起乳头凹陷, 肿块增大与皮肤广泛粘连。皮内和皮下淋巴管被癌细胞堵塞, 引起局部淋巴回流障碍出现皮肤水肿。由于皮肤毛囊与皮下组织粘连较紧密, 在毛囊处可见很多点状凹陷, 称"橘皮征"。

二、选择题

A1/A2 型题

1. A。急性乳房炎的主要病因在于乳汁淤积。

2. D。急性乳房炎早期表现为炎症的表现, 即局部皮肤发红、肿胀、发热、疼痛。

3. A。乳腺癌的首发症状通常是乳房内的无痛性肿块。

4. A。乳房肿瘤多见于外上象限。

5. A。乳腺癌根治术后, 为了预防皮下积血、积液导致的皮瓣坏死, 主要在于保持引流管通畅。

6. B。急性乳房炎多见于产后哺乳的妇女, 尤其多见于初产妇, 常发生在产后 3～4 周。

7. C。急性乳房炎的主要病因在于乳汁淤积, 预防其发生最重要的是授乳之后排空乳汁。

8. D。乳腺癌肿块侵及乳导管时, 可导致乳头内陷。

9. C。乳腺是多种内分泌激素的靶器官, 其中雌酮和雌二醇与乳腺癌的发生直接相关, 5 年内避免妊娠以免体内激素的急剧变化。

10. C。因乳房内导管呈放射状排列, 所以乳房内脓肿应做放射状切口。

A3/A4 型题

1. A。根据题干所述表现, 患者可能为急性乳房炎早期。

2. D。急性乳房炎的处理原则主要是控制感染、避免乳汁淤积。

3. D。目前主要的护理措施是患乳停止哺乳并排空乳汁。

4. C。乳腺癌早期淋巴结转移的部位最常见于患侧腋窝淋巴结。

5. C。乳腺癌改良根治术保留了胸肌。

6. D。术后第 4 天进行小范围肩关节活动，用患肢手摸同侧耳和对侧肩，术后 10～12 天行全范围肩关节活动。

三、简答题

1. 答：预防急性乳腺炎的关键是防止乳头破裂和乳汁淤积。应纠正乳头内陷，保持乳头清洁，防止乳头破损。出现皲裂者，患侧应暂停哺乳，每日用吸乳器吸出乳汁哺育婴儿。养成良好的哺乳习惯，要定时哺乳，每次哺乳时尽量让婴儿吸空乳汁，若有淤积可用吸乳器或采取按摩方法帮助排空乳汁；不让婴儿含乳头睡觉，注意婴儿口腔卫生；采取正确的哺乳姿势。

2. 答：患侧上肢的护理：术后病人平卧时，患肢取内收位，下方垫枕抬高 10°～15°，肘关节轻度弯曲。半卧位时屈肘 90°放于胸部，保持功能位与舒适。下床活动时用三角巾将患肢悬吊于胸前，避免患肢下垂过久，加重患肢肿胀。向心性手法按摩患侧上肢，以促进淋巴回流，肿胀严重者可戴弹力袖。护理治疗过程中，避免在患侧上肢进行穿刺抽血、静脉输液、测量血压等操作。

四、病例分析题

1. 答：①该病人发生了急性乳腺炎。②处理：患侧乳房停止哺乳，采用手法按摩使乳管通畅，同时用吸乳器吸净乳汁；局部热敷或使用中药如大黄加芒硝外敷，止痛、促进炎症消散；全身应用抗生素，控制炎症；用宽松胸罩或三角巾托起患乳，避免受压，以减轻疼痛、促进血液循环；密切观察患乳局部变化，一旦脓肿形成，及时切开引流。

2. 答：①护理诊断：焦虑；护理措施：护理人员应态度和蔼，以通俗的语言向病人讲解手术方案、术后恢复情况、术后功能锻炼及重塑女性形象的方法，同时说明手术的必要性，也要避免其过度担心，保持积极乐观的心态。对病人家属尤其是其配偶进行相关指导，鼓励其多与病人交流，提供积极的精神支持，避免在病人面前流露出悲伤情绪。让病人与已经痊愈的病人联系，以成功病例来帮助病人渡过心理调适期。②不在患侧上肢测血压、行静脉穿刺，避免皮肤晒伤和其他损伤。避免使用患肢搬动、提拉过重的物品。功能锻炼循序渐进，坚持半年以上。术后 5 年内避免妊娠，防止乳腺癌的复发。

（袁　渊）

第十五章　胸部损伤病人的护理

测试题

一、名词解释

1. 反常呼吸　　2. 纵隔扑动　　3. 闭合性气胸

二、选择题

【A1/A2 型题】

1. 护士巡视病房时发现病人闭式胸膜腔引流管脱出，首先要
   - A. 立即报告医生
   - B. 用无菌凡士林纱布、厚层纱布封闭引流口
   - C. 将脱出的引流管重新插入
   - D. 给病人吸氧
   - E. 急送手术室处理

2. 下列关于胸腔闭式引流的护理措施错误的是
   - A. 引流瓶内短管与引流管相接，长管开放
   - B. 病人取半卧位
   - C. 保持引流管通畅
   - D. 引流瓶不能高于病人胸腔平面
   - E. 观察并记录引流液的量及性质

3. 开放性气胸的急救首先要
   - A. 充分给氧
   - B. 肋间插管引流
   - C. 迅速封闭胸壁伤口
   - D. 气管插管辅助呼吸
   - E. 注射呼吸中枢兴奋剂

4. 张力性气胸的主要病理生理改变是
   - A. 反常呼吸运动
   - B. 纵隔扑动
   - C. 纵隔气肿
   - D. 呼吸道无效腔增加
   - E. 胸膜腔压力等于大气压

5. 开放性气胸的主要病理生理变化是
   - A. 反常呼吸运动
   - B. 皮下气肿
   - C. 胸膜腔压力下降
   - D. 纵隔摆动
   - E. 肺萎缩

6. 胸膜腔闭式引流有别于腹腔引流的特点是
   - A. 保持通畅
   - B. 妥善固定
   - C. 引流观察
   - D. 记录引流情况
   - E. 管道必须密闭

7. 血胸病人形成凝固性血胸的原因是
   - A. 出血量小
   - B. 胸腔内存在促凝血物质
   - C. 凝血因子增加
   - D. 胸腔血量超过肺及膈肌的去纤维化作用
   - E. 损伤性血胸的血液中血小板的聚集作用

8. 张力性气胸现场急救的措施是
   - A. 立即进行胸膜腔排气减压
   - B. 迅速封闭胸壁伤口
   - C. 清创
   - D. 气管切开
   - E. 加压吸氧

9. 男性，60 岁，行肺段切除术后 2 小时，病人自觉胸闷、呼吸急促，测血压、脉搏均正常，见水封瓶内有少量淡红色液体，水封瓶长玻璃管内的水柱不波动。考虑为
   A. 呼吸中枢抑制
   B. 肺水肿
   C. 胸腔内出血
   D. 引流管阻塞
   E. 开放性气胸

10. 男性，43 岁，胸部损伤病人。伤后呼吸困难、发绀、脉快，体检时见胸壁有一约 3cm 长开放性伤口，呼吸时伤口处发出"嘶嘶"声音，伤侧呼吸音消失，叩诊呈鼓音，首先考虑
   A. 闭合性气胸
   B. 开放性气胸
   C. 张力性气胸
   D. 损伤性血胸
   E. 机化性血胸

【A3/A4 型题】

（1～3 题共用题干）

男性，28 岁，胸部外伤致右侧第 5 肋骨骨折并发气胸，呼吸极度困难，发绀，出冷汗。检查：血压 80/60mmHg，气管向左侧移位，右胸廓饱满，叩诊呈鼓音，呼吸音消失，颈胸部有广泛皮下气肿等。医生采用闭式胸膜腔引流治疗。

1. 造成病人极度呼吸困难、发绀的主要原因是
   A. 健侧肺受压迫
   B. 广泛皮下气肿
   C. 纵隔向健侧移位
   D. 静脉血液回流受阻
   E. 伤侧胸腔压力不断升高

2. 护士判断胸腔引流管是否通畅最简单的方法是检查
   A. 引流管是否扭曲
   B. 引流管是否有液体引出
   C. 引流瓶中是否有引流液
   D. 病人的呼吸音是否正常
   E. 观察水封瓶中长管内水柱的波动

3. 搬动此病人时应
   A. 保持引流通畅
   B. 保持引流瓶直立
   C. 嘱病人屏住呼吸
   D. 用两把止血钳夹闭引流管
   E. 注意观察引流液排出情况

（4～6 题共用题干）

男性，21 岁，20 分钟前被人用刀刺伤右胸。检查发现其右胸第 4 肋间腋中线处有 3cm 长的伤口，可从伤口处听到空气出入的"嘶嘶"声，并见有血液流出，呼吸急促。

4. 病人最可能的损伤类型是
   A. 闭合性血气胸
   B. 开放性血气胸
   C. 连枷胸
   D. 肋骨骨折
   E. 心脏压塞

5. 目前首要的急救措施是
   A. 协助气管插管
   B. 准备胸腔闭式引流
   C. 立即封闭胸部伤口
   D. 建立静脉通道
   E. 协助准备剖胸探查术

6. 行胸腔闭式引流时，胸管安放的位置应是患侧的
   A. 第 2 肋间锁骨中线处
   B. 第 7～8 肋间腋中线处
   C. 第 5～6 肋间腋中线处
   D. 第 6～7 肋间腋前线处
   E. 第 9～10 肋间腋后线处

三、简答题

1. 简述胸腔闭式引流管留置期间的护理措施。

2. 列举进行性血胸的临床表现。

四、病例分析题

1. 男性，32 岁，进行性呼吸困难 30 分钟。病人在 30 分钟前在施工中胸部不慎被水泥板挤压，当时即出现胸痛、呼吸困难，痰中带血。查体：P 120 次/分，R 30 次/分，BP 90/60mmHg。神志清楚，双侧瞳孔等圆等大，对光反射灵敏，胸部皮下可见瘀斑，气管明显向右侧偏移，胸廓检查胸骨体上 1/3 处压痛明显，可触及骨折线，无明显移位，无骨擦感，左胸廓稍膨隆，语颤消失，叩诊呈鼓音，呼吸音消失，心音略弱，律齐。腹部未见异常。X 线检查：可见左胸腔内大量气体，左肺被压缩于肺门并呈下坠状，左肋膈角少量液体，纵隔明显右移，横膈外形及运动正常，胸骨体上 1/3 处可见横行骨折线，无移位，肋骨未见骨折。

请问：①病人目前出现何种问题？②应如何处理？

2. 男性，33 岁，由高处坠落，胸痛、呼吸困难 2 小时。该病人 3 小时前在建筑工地 4 米高空作业时不慎摔下，胸部着地，出现胸痛及呼吸困难，被同事送入医院急诊室。体检：T 37.2℃，P 104 次/分，R 30 次/分，BP 100/60mmHg。神志清楚，面色苍白，呼吸急促，口唇无发绀，气管居中，胸壁无畸形，无反常呼吸，左胸壁触压痛阳性，无皮下气肿，可疑骨擦感，叩诊左肺下野呈浊音，呼吸音减弱，腹部平软，无压痛，肝、脾未触及，四肢未见明显异常。胸部超声：左胸腔可见液性暗区，深约 4.8cm。胸片：左侧胸腔下部可见一弧形高密度影，左侧第 7 后肋骨折，肋膈角消失。血氧饱和度 97%。

请问：①病人目前出现何种问题？依据是什么？②应如何处理？

参考答案及解析

一、名词解释

1. 反常呼吸：多根多处肋骨骨折病人，胸壁因失去完整肋骨的支持而软化。吸气时，软化区的胸壁内陷；呼气时，该区胸壁向外凸出，称为反常呼吸。

2. 纵隔扑动：呼、吸气时，两侧胸膜腔压力不均衡，出现周期性变化，使纵隔在吸气时移向健侧，呼气时移向伤侧，称纵隔扑动，常见于开放性气胸病人。

3. 闭合性气胸：多见于肋骨骨折时断端刺破肺组织或胸壁穿透伤的较小伤口，空气经肺或胸壁的伤口进入胸膜腔，伤道立即闭合，不再有其他气体进入胸膜腔。

二、选择题

A1/A2 型题

1. B。引流管脱出时，胸腔与外界相通，出现开放性气胸，此时应用凡士林纱布、厚层纱布封闭引流管的伤口处，防止气体继续进入胸膜腔。

2. A。胸腔引流系统应保持密闭，引流液管应插入水封瓶液面之下，以阻止气体和液体进入胸腔。因此与之相连的应是长管，而短管开放。

3. C。开放性气胸时，外界空气经胸壁伤口或软组织缺损处，随呼吸自由进出胸膜腔，由于双侧胸膜腔压力不平衡，出现纵隔扑动。此时，应立即封闭伤口，阻止气体进出。

4. C。张力性气胸时，伤道有组织起活瓣作用，空气只能进入不能排出，胸膜腔的压力显著升高。高于大气压的胸膜腔内压驱使气体经支气管和气管周围的疏松组织进入纵隔，形成纵隔气肿。

5. D。开放性气胸时，外界空气经胸壁伤口或软组织缺损处，随呼吸自由进出胸膜腔，由于双侧胸膜腔压力不平衡，出现纵隔扑动。

6. E。引流管通常要求固定、通畅、观察和记录。胸管与病人胸膜腔相通，应保持密闭，以免气体进入胸膜腔。

7. D。肺、心包和膈肌运动可以起到去纤维蛋白的作用，使胸腔内血液不发生凝固。当胸腔血量超过了肺及膈肌的去纤维化作用时，就会形成凝固性血胸。

8. A。张力性气胸立即进行胸膜腔插针排气减压，可以排除胸膜腔的高压气体，减轻纵隔气肿，解除患肺萎陷和健肺受压，增加呼吸面积。

9. D。该病人术后仅 2 小时，水封瓶长玻璃管内的水柱不波动，应该不是肺已复张，且病人存在肺受压表现，引流瓶内引流量也不多，应首先考虑引流管不通。

10. B。该病人存在气胸体征，呼吸困难，脉快，且胸部有开放性伤口，呼吸时伤口处发出"嘶嘶"声音，应考虑开放性气胸。

A3/A4 型题

1. E。此病人符合高压性气胸表现，因为胸膜腔内压力过高，压迫肺组织，造成极度呼吸困难、发绀。

2. E。胸腔引流管一端插入水封瓶液面下，另一端插入胸膜腔内在呼吸过程中，因胸腔内压力波动导致水封瓶中长管内水柱的波动，这是判断胸腔引流管是否通畅最简单的方法。

3. D。胸腔闭式引流装置应保持密闭，在搬运病人时，为避免发生意外，应先用两把止血钳夹闭引流管，待病人安置妥当之后，再打开血管钳。

4. B。该病人伤后出现呼吸急促，局部有开放性伤口，胸腔与外界相通，且局部有血液流出，符合血气胸表现。

5. C。对于开放性气胸病人，因胸腔与外界相通，在呼吸过程中，可出现纵隔摆动，此时应立即封闭伤口，改善呼吸和循环状况。

6. A。此病人放置胸管的主要目的是排气，应置于胸腔高处，故放置于第 2 肋间锁骨中线处。

三、简答

1. 答：①维持引流系统的密闭状态。②防止逆行感染。③保持引流通畅。④观察与记录引流液情况。

2. 进行性血胸的表现：①脉搏逐渐增快，血压持续下降；或者血压虽有短暂回升，又迅速下降；②血红蛋白、红细胞计数、红细胞比容持续降低；③闭式胸膜腔引流血量≥200ml/h，并持续 2～3 小时以上；④胸膜腔穿刺抽出的血液很快凝固并且抽不出；⑤胸部 X 线显示胸膜腔阴影继续增大。

四、病例分析题

1. ①诊断：胸部闭合性损伤，左侧张力性气胸，胸骨骨折。诊断依据：胸部外伤后进行性呼吸困难，气管右移，胸骨可触及骨折线，左胸廓稍膨隆，语颤消失，叩诊呈鼓音，呼音消失。X线检查表现也符合诊断。②胸腔闭式引流，必要时行手术修补。

2.①诊断：闭合性胸外伤，左肋骨骨折，左侧胸腔积液（血胸）。诊断依据：胸部外伤病史，胸痛、呼吸困难，叩诊左肺下野呈浊音，呼吸音减弱；胸片示左侧胸腔下野弧形高密度影、肋膈角消失；胸部超声示左胸腔液性暗区。②行胸腔闭式引流术；卧床、吸氧、镇静、止痛、应用抗生素预防感染；密切监测生命指征及胸腔引流量的变化；必要时开胸探查。

（王大成）

第十六章 肺癌病人的护理

测试题

一、名词解释

1. 上腔静脉压迫综合征　　2. Horner 综合征

二、选择题

【A1/A2 型题】

1. 男性，62 岁，肺癌手术后，护士早期协助病人进行深呼吸、有效咳嗽排痰及床上活动，其目的是预防
   A. 急性肺水肿
   B. 心律失常
   C. 支气管胸膜瘘
   D. 切口感染
   E. 肺不张与肺部感染

2. 肺癌中恶性程度高、生长快、较早发生转移、预后最差的病理类型是
   A. 未分化小细胞癌
   B. 鳞癌
   C. 腺癌
   D. 大细胞癌
   E. 混合型癌

3. 某病人，因肺癌行全肺切除术后，下列护理措施不正确的是
   A. 全身麻醉术后去枕平卧，头转一侧
   B. 严格控制输液速度和量
   C. 背部护理时可采取完全侧卧位
   D. 协助深呼吸和有效咳嗽
   E. 保持胸腔闭式引流管通畅

4. 某肺癌病人行全肺切除术后补液的速度应控制在每分钟
   A. 10～15 滴
   B. 20～30 滴
   C. 40～50 滴
   D. 60 滴
   E. 80 滴

5. 全肺切除术后放置胸腔闭式引流的目的是
   A. 重建胸腔负压
   B. 排出积气
   C. 排出积液
   D. 调节两侧胸腔压力
   E. 便于观察病情

6. 肺癌病人出现一侧眼睑下垂、瞳孔缩小、眼球内陷、额部与胸部少汗的原因是
   A. 动眼神经受压
   B. 交感神经受压
   C. 喉返神经受压
   D. 上腔静脉受阻
   E. 肋间神经受压

7. 首选化疗的肺癌类型是
   A. 鳞癌
   B. 小细胞癌
   C. 大细胞癌
   D. 腺癌
   E. 支气管肺泡癌

8. 肺癌根治术后的护理重点是
   A. 营养支持
   B. 呼吸道管理
   C. 维持循环

D. 预防感染

E. 镇静止痛

【A3/A4 型题】

（1～3 题共用题干）

男性，59 岁，每天吸烟 2 包，近 1 个月出现咳嗽、咳痰，痰中带血，经服用抗感冒药物效果不佳，于门诊进行 X 线检查发现在靠近肺门处有一孤立性的球形阴影，直径 1.5cm。

1. 此病人的初步诊断为

　　A. 肺炎

　　B. 肺肿瘤

　　C. 肺气肿

　　D. 肺不张

　　E. 脓胸

2. 进一步定性检查的最佳方法是

　　A. CT

　　B. MRI

　　C. 痰液细胞学检查

　　D. 经胸壁肺穿刺检查

　　E. 胸部 X 线

3. 该病人手术前呼吸道准备最重要的内容是

　　A. 戒烟

　　B. 控制感染

　　C. 促进排痰

D. 腹式呼吸训练

E. 有效咳嗽训练

（4～6 题共用题干）

男性，58 岁，胸痛、痰中带血丝 3 月余，胸部 X 线片示右肺上叶有一不规则肿块阴影。既往有结核病史。拟诊断为肺癌。

4. 为明确诊断，最重要的检查是

　　A. CT

　　B. MRI

　　C. 痰细胞学检查

　　D. 纤维支气管镜检查

　　E. 癌相关抗原检查

5. 病人入院后 1 周在全身麻醉下行右上肺叶切除术，术后第一天病人最适宜的体位是

　　A. 平卧位

　　B. 左侧卧位

　　C. 右侧卧位

　　D. 头地脚高卧位

　　E. 半卧位

6. 术后 24 小时内最常见的并发症是

　　A. 肺炎

　　B. 肺不张

　　C. 出血

　　D. 心脏并发症

　　E. 支气管胸膜瘘

三、简答题

1. 肺癌病人手术后如何鼓励并协助其进行深呼吸及有效咳嗽？

2. 肺癌病人手术后如何进行早期活动及上肢功能康复训练？

四、病例分析题

1. 男性，68 岁，因右侧肺癌在全身麻醉下行右侧肺叶切除术，留置胸腔闭式引流。术后当晚，从胸腔引流管中引流出血性液体 200ml，色鲜红。查体：BP 80/50mmHg，R 22 次/分，HR 108 次/分。神志淡漠。

请问：①该病人目前可能出现何种问题？②针对该问题，如何进行护理？

2. 男性，55 岁，因右侧中心型肺癌，在全身麻醉下行右全肺叶切除术加淋巴结清扫术。术后麻醉清醒，拔除气管插管返回病房，病人主诉疼痛、胸闷、咳嗽、痰液难以咳出，且呼吸费力。查体：病人呈痛苦面容，口唇发绀，T 37.2℃，BP 120/80mmHg，P 98 次/分，R

32 次/分，双肺均可闻及痰鸣音。

请问：①该病人目前出现何种问题？②针对该问题，如何进行护理？

参考答案及解析

一、名词解释

1. 上腔静脉压迫综合征：肺癌病人，肿瘤侵犯纵隔，压迫上腔静脉，使之回流受阻。头面部、颈部和上肢水肿以及前胸部淤血和静脉曲张。

2. Horner 综合征：肺癌病人，癌症使颈部交感神经受压，出现病侧眼睑下垂、瞳孔缩小、眼球内陷、同侧额部及胸部无汗或少汗。

二、选择题

A1/A2 型题

1. E。肺不张与肺部感染是肺癌手术后 48 小时内易发生的并发症。预防的主要措施是手术后早期协助病人进行深呼吸、有效咳嗽排痰及床上活动，避免限制呼吸的胸廓固定和绑扎。

2. A。小细胞癌（未分化小细胞癌）恶性程度高、生长快、较早出现淋巴和血行转移，在各型肺癌中属于预后较差的类型。

3. C。全肺切除术病人，手术后应采取 1/4 侧卧位，避免过度侧卧，以预防纵隔移位和压迫健侧肺而导致呼吸、循环功能障碍。

4. B。全肺切除术后应控制钠盐的摄入量，24 小时补液量应控制在 2000ml 以内，速度以 20～30 滴/分为宜，以避免肺水肿的发生。

5. D。全肺切除后，因患侧肺切除，遗留较大空腔，主要依靠术后渗血和渗液平衡纵隔两侧压力。术后留置胸腔闭式引流的目的不是排气、排液，而是在必要时放液，调节两侧胸腔压力。

6. B。该病人出现典型 Horner 综合征表现，因癌肿造成交感神经受压所致。

7. B。5 个选项均为肺癌临床常见病理类型，其中小细胞肺癌是较为特殊的一种，恶性程度高，但对化疗相对敏感。

8. B。肺炎、肺不张是开胸手术后病人最为常见的并发症，因而术后呼吸道管理是护理重点。

A3/A4 型题

1. B。病人有大量吸烟史；病人有咳嗽、咳痰，痰中带血，符合肺癌的早期临床表现；X 线检查示肺部有占位性病变：发现在靠近肺门处有一孤立性的球形阴影，直径 1.5cm。故初步诊断为肺部肿瘤。

2. C。肺癌尤其中央型肺癌伴有咯血者，表面脱落的癌细胞随痰咳出，易在痰中找到癌细胞。

3. A。吸烟会刺激肺、气管及支气管黏膜，使气管、支气管分泌物增加，妨碍纤毛的清洁功能，使支气管上皮活动减少或丧失活力而致肺部感染，从而影响手术后痊愈过程。

4. D。选项中 5 个检查方法均可用于肺癌病人的诊断，唯有纤维支气管镜可以直视癌肿，并取组织行病理学检查，故是最重要的检查方法。

5. E。开胸术后病人最适宜的体位是半卧位，不仅有利于引流，也有利于呼吸和循环功能。

6. C。5 个选项均为肺癌术后常见并发症，但在术后 24 小时，最主要的问题是出血。

三、简答题

1. 答：①叩背法：采用双手轮替或单手叩背，由下向上、由外向内轻叩震荡，使存在肺叶、肺段处的分泌物松动，流至支气管中并咳出。②协助病人咳嗽法：固定胸部伤口，减轻疼痛。手术后最初几日由护士协助完成：一种方法是护士站在病人术侧，一手放在手术侧的肩膀上并向下轻压，另一手置于伤口下支托胸部；另一种方法是护士站在病人健侧，双手紧托伤口部位以固定胸部伤口，指导病人先慢慢轻咳，再将痰咳出。

2. 答：①早期活动的方法是：术后第 1 日，生命体征平稳，协助病人下床站立在床旁移步；术后第 2 日起，可扶持病人围绕病床行走 3～5 分钟，以后根据病人情况逐渐增加活动量。②上肢功能康复训练的方法是：病人麻醉清醒后，可协助病人进行臂部、躯干和四肢的轻度活动，每 4 小时 1 次。术后第 1 日开始做肩、臂的主动运动。肩关节：上举、后伸、外展、内收、内旋和外旋活动；肩胛骨：上移、内缩、外移和旋转活动；肘关节：屈伸和旋转活动。

四、病例分析题

1. 答：①可能出现了内出血。②需加快输血、补液速度，遵医嘱使用止血药，同时保持胸腔引流管通畅，定时挤压管道，使胸内积血得以完全排出，必要时做好剖胸探查的准备。

2. 答：①可能出现了痰液阻塞。②应立即协助医师行鼻导管深部吸痰或行支气管镜吸痰，病情严重可行气管切开，以确保呼吸道通畅。

（王大成　路　潜）

第十七章　食管癌病人的护理

测试题

一、名词解释

进行性吞咽困难

二、选择题

【A1/A2 型题】

1. 食管癌病人最常见和最典型的症状是
   A. 进食时的轻微哽噎感
   B. 食物通过时的停滞感或异物感
   C. 胸骨后疼痛
   D. 进行性吞咽困难
   E. 呕吐和误吸

2. 适用于食管癌普查筛选的检查方法是
   A. 食管吞钡 X 线双重对比造影检查
   B. 脱落细胞学检查
   C. 纤维食管镜检查
   D. CT
   E. 超声内镜检查（EUS）

3. 对进食后有食物滞留或反流者，手术前冲洗食管和胃的时间是
   A. 术前 1 日晚上
   B. 术前 2 日晚上
   C. 术前 3 日晚上
   D. 术前 5 日晚上
   E. 术前 7 日晚上

4. 食管癌根治术后的病人最重要的护理内容是
   A. 心理护理
   B. 维持水、电解质平衡
   C. 严格控制进食的时间
   D. 保持大便通畅
   E. 鼓励早期活动

5. 男性，56 岁，食管部分切除、食管胃吻合术后第 5 天，突然出现高热、寒战、呼吸困难、胸痛，白细胞 20×10^9/L，高度怀疑发生了
   A. 肺炎、肺不张
   B. 吻合口瘘
   C. 吻合口狭窄
   D. 乳糜胸
   E. 出血

【A3/A4 型题】

（1～3 题共用题干）

男性，67 岁，以往进食时偶发哽噎感，胸骨后刺痛，进食后症状消失，近日来自觉吞咽困难，明显消瘦、乏力，来医院就诊。

1. 此病人的初步诊断为
   A. 食管炎
   B. 食管癌
   C. 萎缩性胃炎
   D. 胃癌
   E. 胃、十二指肠溃疡

2. 确诊的方法是
   A. 食管吞稀钡 X 线双重对比造影检查
   B. 磁共振成像
   C. 纤维食管镜检查
   D. CT
   E. 超声内镜检查

3. 首先考虑的护理诊断是

A. 营养失调（低于机体需要量）

B. 体液不足

C. 焦虑

D. 知识缺乏

E. 疼痛

（4～6题共用题干）

男性，73 岁，因食管癌入院手术治疗，身高 175cm，体重 50kg，HR 85 次/分，R 18 次/分，既往吸烟 50 年，有家族史，平时喜食腌制食品。

4. 食管癌的好发部位是

A. 食管颈段

B. 食管上段

C. 食管中段

D. 食管下段

E. 食管腹段

5. 病人术后最严重的并发症是

A. 出血

B. 感染

C. 吻合口瘘

D. 乳糜胸

E. 反流性食管炎

6. 此病人出院后 1 个月又出现吞咽不畅，可能的原因是

A. 反流性食管炎

B. 幽门梗阻

C. 肠梗阻

D. 吻合口狭窄

E. 吻合口溃疡

三、简答题

1. 食管癌病人手术后饮食护理的方法和注意事项有哪些？

2. 食管癌病人手术后易发生吻合口瘘，应如何观察和护理？

四、病例分析题

1. 男性，52 岁，6 个月前发现进食哽噎感，其后症状逐渐加重，近 3 周只能进全流质，体重减轻，体力下降。查体：T 36.5℃，P 80 次/分，BP 145/80mmHg，消瘦，颈、锁骨上淋巴结未触及。食管钡剂造影：食管中、下段见 8cm 狭窄，黏膜破坏。

请问：①该病人目前有哪些护理问题？②如何护理？

2. 男性，56 岁，因食管胸中段鳞癌行食管癌切除、食管-胃吻合术。术后第 3 天，出现胸闷、气急、心悸等症状，胸腔闭式引流管引流出淡黄色液体约 500ml。

请问：①该病人目前有哪些护理问题？②如何护理？

参考答案及解析

一、名词解释

进行性吞咽困难：是食管癌病人最常见和最典型的症状，先是难咽干硬食物，继而只能进半流质，最后水和唾液难以咽下。

二、选择题

【A1/A2 型题】

1. D。进行性吞咽困难是食管癌最常见和最典型的症状，先是难咽干硬食物，继而只能进半流质，最后水和唾液难以咽下。

2．B。脱落细胞学检查是用带网气囊食管细胞采集器做食管拉网检查脱落细胞，早期病变阳性率可达 90％～95％，是一种简便易行的普查筛选方法。

3．A。对进食后有食物滞留或反流者，术前 1 日晚遵照医嘱给予生理盐水 100ml 加抗菌药物经鼻胃管冲洗食管和胃，以减轻局部充血水肿，减少术中污染，防止术后吻合口瘘的发生。

4．C。术后吻合口瘘是食管癌术后最严重的并发症，饮食护理是防止吻合口瘘发生的关键措施之一。

5．B。此病人术后第 5 天，已开始恢复饮食，此期间是吻合口瘘的高发期，病人出现胸腔感染迹象，应高度怀疑发生此并发症。

【A3/A4 型题】

1．B。病人有食管癌的典型症状如进食时哽噎感、胸骨后刺痛、吞咽困难、明显消瘦、乏力等。

2．C。纤维食管镜检查可以直视肿块部位、大小及取活组织做组织病理学检查。

3．A。因为病人出现吞咽困难、明显消瘦、乏力等症状，所以"营养失调（低于机体需要量）"的问题比较突出。

4．C。根据临床资料分析，食管癌的好发部位在食管中段。

5．C。吻合口瘘是食管癌术后最严重的并发症，多发生在术后 5～10 日。吻合口瘘发生后主要的临床表现有呼吸困难、胸腔积液和全身中毒症状，如高热、寒战甚至休克等。

6．D。该病人术后近期出现吞咽不畅，应考虑食管梗阻问题，多见于吻合口部位瘢痕挛缩。

三、简答题

1．答：①禁饮、禁食 3～4 日，持续胃肠减压，经静脉补充营养。术后 3～4 日待病人肛门排气、胃肠减压的液体量减少后，拔除胃管。②停止胃肠减压 24 小时后，病人无呼吸困难、胸内剧痛、患侧呼吸音减弱及高热等吻合口瘘的症状时，可开始进食。进食开始时先试饮少量水，观察有无不适症状。如无不适者，术后 5～6 日可给全量清流质，每 2 小时给 100ml，每日 6 次。术后 8～10 日起给予半流质。术后 3 周病人若无特殊不适可进普食。③注意事项：少食多餐，细嚼慢咽，进食量不宜过多，速度不宜过快；避免进食生、冷、硬的食物（包括硬质的药片、带骨刺的鱼肉类、花生和豆类等），以免导致后期吻合口瘘；因吻合口水肿导致进食时呕吐者应禁食，给予静脉营养，待 3～4 日水肿消退后再继续进食。

2．答：吻合口瘘是食管癌术后最严重的并发症，多发生在术后 5～10 日。吻合口瘘发生后主要的临床表现有呼吸困难、胸腔积液和全身中毒症状，如高热、寒战甚至休克等。一旦发现病人出现上述症状，应立即通知医师并配合处理。处理方法是：①嘱咐病人立即禁食、禁水；②协助行胸膜腔闭式引流并给予常规护理；③遵医嘱予以抗感染治疗及营养支持；④严密观察生命体征，若出现休克症状，应积极抗休克治疗；⑤需再次手术者，应积极配合医师进行术前准备。

四、病例分析题

1．①此病人表现符合食管中下段癌，目前有吞咽困难症状、营养不足。最主要的护理问题为营养失调（低于机体需要量）。②一方面，应加强营养，病人只能进流食，可口服肠内营养制剂改善营养状况，应给病人讲解营养治疗的重要性，争取其理解和配合，鼓励进食。观察进食后反应，有无腹胀、腹泻、恶心、呕吐等表现。另一方面，做好术前检查和常规术前准备工作。

2.①该病人术后早期出现肺受压表现，引流液量多且为淡黄色液体，应考虑为术后乳糜胸。②应保持胸腔闭式引流管通畅，及时排除胸腔内乳糜液，使肺膨胀，同时采用肠外营养支持治疗，注意病人水、电解质状况。

（王大成　路　潜）

第十八章　急性化脓性腹膜炎病人的护理

测试题

一、名词解释

1. 腹膜刺激征　　2. 继发性腹膜炎

二、选择题

【A1/A2 型题】

1. 急性化脓性腹膜炎的手术适应证不包括
   A. 继发性腹膜炎无局限趋势
   B. 观察 12 小时后症状、体征加重
   C. 中毒症状明显、有休克表现
   D. 急性坏死性胰腺炎所致腹膜炎
   E. 原发性腹膜炎

2. 继发性腹膜炎的腹痛特点是
   A. 阵发性全腹痛
   B. 逐渐加重的阵发性全腹痛
   C. 持续全腹痛，原发部位较显著
   D. 高热后全腹痛
   E. 疼痛与进食有关

3. 对腹膜刺激性最强的是
   A. 血性渗出液
   B. 炎性渗出液
   C. 胃、十二指肠液
   D. 小肠液
   E. 尿液

4. 急性腹膜炎发生休克的主要原因是
   A. 中毒
   B. 血容量减少和毒素吸收
   C. 剧烈疼痛
   D. 丢失大量消化液
   E. 高热

5. 为预防急性腹膜炎并发膈下脓肿，最有效的措施是
   A. 禁食
   B. 半卧位
   C. 胃肠减压
   D. 大剂量抗生素
   E. 早期下床活动

6. 急性腹膜炎非手术治疗的指征为
   A. 原发病灶变严重
   B. 病变无局限趋势
   C. 病变有局限趋势，腹部体征减轻
   D. 体温下降，脉搏加快
   E. 盆腔脓肿尚未形成

7. 急性腹膜炎病人采用胃肠减压的作用不包括
   A. 防止胃出血
   B. 减轻腹胀
   C. 改善胃肠壁的血供
   D. 促进胃肠功能恢复
   E. 减少消化道内容物流入腹腔

8. 急性腹膜炎病人最重要的症状是
   A. 腹痛
   B. 恶心、呕吐
   C. 发热
   D. 脉搏细弱
   E. 血压下降

9. 提示急性化脓性腹膜炎病人出现膈下脓肿的表现是
   A. 腹腔手术后恶心、呕吐，伴高热、寒战

B. 腹腔手术后出现膀胱刺激征，伴高热、寒战

C. 腹腔手术后咳嗽、咳痰伴高热、寒战

D. 腹腔手术后顽固性呃逆伴高热、寒战

E. 腹腔手术后血压下降、面色苍白、寒战

10. 原发性腹膜炎的病因是

A. 手术时腹腔被感染

B. 病原菌经血液侵入腹腔

C. 腹腔炎症扩散

D. 胃肠道穿孔

E. 急性胃肠炎

【A3/A4 型题】

(1～2 题共用题干)

男性，50 岁，急性腹膜炎行腹腔引流术后 5 天，出现下腹部坠胀感、大便次数增多、黏液便，伴尿频、尿急、排尿困难等症状。

1. 根据症状，首先考虑并发

A. 急性肠炎

B. 膀胱炎

C. 膈下脓肿

D. 盆腔脓肿

E. 肠袢间脓肿

2. 为明确诊断最简单的检查方法是

A. 实验室检查

B. 腹部 X 线检查

C. CT 检查

D. B 超检查

E. 直肠指检检查

(3～5 题共用题干)

男性，25 岁，胃穿孔并发弥漫性腹膜炎，手术后 6 天出现发热、寒战、右上腹疼痛，伴有呃逆。

3. 此病人首先考虑诊断为

A. 切口感染

B. 门静脉炎

C. 膈下脓肿

D. 肝脓肿

E. 肠粘连

4. 为明确诊断，最简便、常用的方法是

A. 诊断性穿刺

B. 腹部 X 线检查

C. CT 检查

D. B 超检查

E. 实验室检查

5. 若穿刺抽出脓液，有效而彻底的处理方法是

A. 大量应用抗生素

B. 增加营养

C. 补充水、电解质

D. 定位切开引流

E. 输入新鲜血液

(6～7 题共用题干)

男性，33 岁，腹部被车撞伤 2 天，由当地卫生院转来医院。病人恶心、呕吐，发热，尿少，体温 39℃，血压 80/60mmHg，心率 120 次/分，腹胀，全腹压痛及反跳痛，以右下腹最明显，伴肌紧张，移动性浊音（＋）。

6. 考虑引起该病人休克的主要原因是

A. 感染中毒

B. 失血、失液

C. 疼痛

D. 液体量不足

E. 创伤

7. 该病人的护理措施不正确的是

A. 胃肠减压

B. 半流食

C. 做好手术前的准备

D. 心理支持

E. 禁食

三、简答题

1. 简述急性化脓性腹膜炎的非手术治疗方法。

2. 简述腹膜炎病人取半卧位的意义。

四、病例分析题

1. 男性，47 岁，2 小时前进餐后突然出现上腹部刀割样疼痛，迅速波及全腹，伴出冷汗、恶心、呕吐，呕吐为内容物。体检：T 36.9℃，P 104 次/分，BP 80/50mmHg，R 24 次/分，急性面容，面色苍白，全腹肌紧张，压痛、反跳痛，肝浊音界消失，移动性浊音（＋）。

请问：①引起病人临床表现的可能原因是什么？②写出目前主要的护理诊断/合作性问题。③目前的护理措施有哪些？

2. 男性，33 岁，转移性右下腹疼痛 1 天，加重 2 小时后突然腹痛减轻，之后迅速波及全腹痛，伴恶心、呕吐。体检：痛苦病容，大汗，T 38.5℃，P 108 次/分，BP 10.6/9.0kPa，腹肌紧张，全腹有压痛、反跳痛，叩诊肝浊音界缩小，心肺正常。

请问：①该病人最可能的诊断是什么？②如何确诊？

参考答案及解析

一、名词解释

1. 腹膜刺激征：腹肌紧张、压痛、反跳痛是腹膜炎的重要体征，称腹膜刺激征。

2. 继发性腹膜炎：指病变在腹膜腔，腹腔内脏器的炎症、穿孔、外伤血运障碍以及医源性创伤等所引致的腹膜急性化脓性炎症，是严重的腹膜腔感染。

二、选择题

A1/A2 型题

1. E。原发性腹膜炎腹腔无原发病灶，而是由细菌经血液循环、泌尿道或女性生殖道等途径传播引起。病情较轻或病程较长，可行非手术治疗。

2. C。继发性腹膜炎病因多由腹腔内脏器官穿孔或破裂，腹内脏器炎症渗出、扩散引起，所以疼痛多以原发病灶开始向全腹扩散，原发病灶处为甚。

3. C。胃液成分主要为盐酸和胃蛋白酶，十二指肠液中含有多种物质如胰液、胆汁等，这些复杂的成分对腹膜会产生强烈的刺激，通常先引起化学性腹膜炎，继发细菌感染后转化为化脓性腹膜炎。

4. B。腹膜除具有润滑、渗出、防御和修复等功能，还具有吸收作用，腹膜可吸收大量积液、血液、空气和毒素。严重腹膜炎时，大量毒性物质的吸收可引起感染性休克。

5. B。半卧位可利于腹腔内渗出液积聚在盆腔，便于引流和局限感染，避免脓液积聚于膈肌以下、横结肠及横结肠系膜以上的腔隙内，形成膈下脓肿。

6. C。原发性腹膜炎和继发性腹膜炎炎症比较局限或症状较轻、全身状况良好时，可采用非手术治疗。

7. A。持续胃肠减压可减少胃肠道内积气、积液，减轻腹胀，特别是胃肠穿孔病人可减少消化道内容物流入腹腔，减轻腹痛，减少毒素吸收，改善肠壁血液循环，促进胃肠功能恢复，但不能起到防止胃出血的作用。

8. A。腹膜炎是发生于腹膜腔内壁腹膜与脏腹膜的炎症。壁腹膜的神经支配来自肋间神经和腰神经的分支，属体神经系统，对各种刺激敏感、疼痛定位准确。腹前壁腹膜在受炎症或化学性刺激后可引起局部疼痛，是判断腹膜炎的主要临床依据。

9. D。急性腹膜炎局限后，残留脓液未完全吸收，积存于膈下、盆腔、肠间隙等部位，被大网膜、肠管、肠系膜、腹壁和脏器所粘连包裹形成腹腔脓肿，是急性化脓性腹膜炎治疗过程中的常见并发症。膈下脓肿的典型症状是：腹腔手术后 1 周左右有呃逆、胸痛、呼吸困难、高热、寒战及腹膜刺激征等，常伴有白细胞计数、中性粒细胞比例增高。

10. B。原发性腹膜炎腹腔无原发病灶，而是由细菌经血液循环、泌尿道或女性生殖道等途径传播引起。

A3/A4 型题

1. D。盆腔内的腹膜面积小，且腹膜下部吸收能力较弱，所以盆腔脓肿病人全身中毒症状较轻而局部症状明显，如里急后重、排便次数增多而量少、尿频、排尿困难等，但腹部检查无阳性体征。

2. E。直肠指检时，直肠前窝饱满且有触痛，部分病人可触及波动感，即可明确有盆腔脓肿形成。

3. C。膈下脓肿发生时，由于腹膜上部吸收能力较强，病人全身中毒症状较重，可出现发热、寒战、右上腹疼痛，同时由于炎症刺激膈肌可致呃逆，其表现为膈下脓肿特有症状。

4. A。临床常在 B 超引导下行诊断性穿刺，抽得脓液，便可准确简便地做出诊断。

5. D。膈下有感染，但尚未形成脓肿前，可增加营养，补充水、电解质同时大量应用抗生素，而此病人膈下脓肿已形成，应在定位后切开引流，术后连续冲洗引流为最佳处理方案。

6. A。细菌或胃肠内容物进入腹腔后，腹膜受刺激而充血、水肿，失去原有光泽，并产生大量浆液性渗出液，以稀释腹腔内的毒素；渗出液中的巨噬细胞、中性粒细胞，以及细菌、坏死组织和凝固的纤维蛋白，使渗出液变混浊而成为脓液。液体的大量渗出，引起脱水和电解质紊乱，加之肠管麻痹后的大量积液使血容量明显减少，细菌和毒素吸收入血，导致感染性休克。

7. B。胃肠道穿孔病人必须绝对禁食，并留置胃管行持续胃肠减压，抽出胃肠道内容物和气体，以减少胃肠道内容物继续流入腹腔，有利于控制感染和防止腹胀，促进胃肠道功能恢复。

三、简答题

1. 答：急性化脓性腹膜炎全身状况良好时可采用非手术治疗，具体措施包括半卧位、禁食、持续胃肠减压、输液、输血、应用抗生素、镇定、止痛、吸氧等。

2. 答：腹膜炎病人采取半卧位的意义：利于腹内渗出液积聚于盆腔，并利于炎症局限及引流；因腹膜上部的吸收能力较下部强，故可减轻感染中毒症状；同时使腹肌放松、膈肌下降，利于呼吸及循环。

四、病例分析题

1. 答：①可能原因：胃十二指肠穿孔并发继发性腹膜炎。②主要护理诊断：体液不足与胃十二指肠穿孔致腹腔内大量液体渗出有关。腹痛、腹胀　与胃十二指肠穿孔、腹膜渗出液刺激腹膜有关。③目前护理措施：禁食、胃肠减压；开放静脉通道，遵医嘱补液，维持水、电解质平衡；严密观察病情变化；遵医嘱应用抗生素；迅速做好手术前的准备；心理护理。

2. 答：①诊断：阑尾穿孔导致的急性腹膜炎。②确诊方法：X线检查显示膈下游离气体便可明确诊断。

（孙先越）

第十九章　腹部损伤病人的护理

测试题

一、名词解释

1. 开放性腹部损伤　　2. 闭合性腹部损伤

二、选择题

【A1/A2 型题】

1. 导致腹部开放性损伤的原因是
    A. 挤压
    B. 碰撞
    C. 刀刺
    D. 冲击
    E. 拳打脚踢
2. 腹部贯通伤是指
    A. 腹壁有伤口
    B. 伤口穿破腹膜
    C. 腹部有入口和出口
    D. 腹部有入口、无出口
    E. 腹部开放性损伤
3. 腹腔穿刺抽出不凝固的血液，提示可能为
    A. 胃穿孔
    B. 肝脾破裂
    C. 肠穿孔
    D. 十二指肠穿孔
    E. 肠系膜血肿
4. 腹腔穿刺抽出有粪臭气味的液体，提示可能为
    A. 胃穿孔
    B. 肝破裂
    C. 脾破裂
    D. 小肠穿孔
    E. 结肠穿孔
5. 对腹部空腔脏器与实质脏器损伤最具

鉴别诊断意义的表现是
    A. 腹膜刺激征
    B. 有无膈下游离气体
    C. 有无移动性浊音
    D. 腹腔诊断性穿刺
    E. 腹痛剧烈程度
6. 对诊断胃肠道穿孔最有价值的表现是
    A. 腹痛
    B. 腹膜刺激征
    C. 肠鸣音消失
    D. 移动性浊音
    E. 膈下游离气体
7. 男性，28 岁，因车祸撞伤右上腹部，其表现有腹腔内出血症状，同时伴有明显的腹膜刺激征，考虑是
    A. 脾破裂
    B. 肝破裂
    C. 肾破裂
    D. 胃穿孔
    E. 胆囊穿孔
8. 女性，35 岁，骑自行车不慎被汽车撞倒，30 分钟后来到医院，诉腹痛。查体：全腹压痛、反跳痛及肌紧张，腹腔穿刺抽到不凝固血液，应考虑为
    A. 肠系膜血肿
    B. 实质性脏器破裂
    C. 腹膜后血肿
    D. 空腔脏器穿孔

E. 误穿入腹内血管

9. 腹部开放性损伤肠管脱出的急救方法不妥的是
   A. 少量肠管脱出时，可不回纳腹腔
   B. 可用纱布覆盖肠管
   C. 以适当容器扣住肠管后包扎
   D. 大量肠管脱出时应先回纳腹腔
   E. 争取尽早做清创处理

10. 男性，34 岁，因车祸撞伤腹部，自觉腹痛难忍，伴恶心、呕吐。腹部 X 线平片提示膈下游离气体，拟诊断为空腔脏器穿孔，有诊断价值的表现是
    A. 腹膜刺激征
    B. 肠鸣音消失
    C. 腹腔穿刺抽出浑浊液体
    D. 白细胞计数增高
    E. 感染中毒症状

【A3/A4 型题】

（1～3 题共用题干）

男性，36 岁，左上腹撞伤后 2 小时入院，面色苍白，四肢厥冷，脉搏细速，血压 80/60mmHg，腹部压痛，叩诊有移动性浊音。

1. 该病人的诊断应考虑
   A. 肝破裂
   B. 小肠破裂
   C. 脾破裂
   D. 结肠破裂
   E. 胃破裂

2. 目前处理原则是
   A. 快速补充液体
   B. 积极抗休克同时手术

C. 输血
D. 应用升压药物
E. 应用抗生素

3. 术后病人血压 100/70mmHg，应取何种体位
   A. 半卧位
   B. 平卧位
   C. 俯卧位
   D. 侧卧位
   E. 中凹位

（4～6 题共用题干）

男性，30 岁，自 5 米高处堕落，1 小时后入院，诉腹痛。查体：腹部有压痛、反跳痛和肌紧张，肠鸣音减弱。P 130 次/分，BP 90/70mmHg。胸部 X 线显示右侧第 9、10 肋骨骨折，右膈肌升高。

4. 该病人最可能的诊断是
   A. 肝破裂
   B. 胰腺破裂
   C. 脾破裂
   D. 结肠破裂
   E. 胃破裂

5. 该病人护理方法不正确的是
   A. 尽量少搬动病人
   B. 注射镇痛药物
   C. 安置平卧位
   D. 禁食、输液
   E. 注射抗生素

6. 该病人术前准备内容不包括
   A. 术前常规禁食
   B. 药物、皮肤过敏试验
   C. 术前通便灌肠
   D. 配血、备皮
   E. 常规实验室检查

三、简答题

1. 闭合性腹部损伤后，观察期间提示有腹腔内脏损伤可能的征象有哪些？
2. 腹部损伤病人的急救措施有哪些？

四、病例分析题

1. 男性，15岁，腹部被牛角顶伤4小时，腹部剧痛。检查：一般情况尚好，P 104次/分，血压正常，腹部近脐右下方创口长5cm洞穿形，见大网膜和小肠部分脱出，粉红色液体渗出，全腹压痛，肌紧张，反跳痛明显。

请问：①目前的急救措施有哪些？②主要处理原则是什么？

2. 男性，28岁，左上腹被摩托车撞伤倒地1小时候被救护车送入医院，面色苍白，神志清楚，四肢厥冷，脉搏细速，BP 70/40mmHg。查体：腹部压痛，叩诊有移动性浊音。

请问：①该病人目前考虑什么疾病？还需要做什么检查进一步确诊？②针对该病人的病情，如何进行救治？

参考答案及解析

一、名词解释

1. 开放性腹部损伤：是指病人腹部有伤口，腹膜穿破者为穿透伤（多伴内脏损伤）；无腹膜破损者为非穿透伤（偶伴内脏损伤）；其中投射物有入口和出口者为贯通伤，有入口、无出口者为盲管伤。

2. 闭合性腹部损伤：是指病人体表无伤口，损伤可能仅局限于腹壁，也可同时伴有内脏损伤。

二、选择题

A1/A2 型题

1. C。开放性腹部损伤一般由利器引起。

2. C。贯通伤的特点是既有入口也有出口。

3. B。腹腔穿刺抽出不凝固血液一般是由于实质性器官损伤引起。

4. E。腹腔穿刺抽出浑浊液体考虑为空腔脏器损伤，加之有粪臭味，考虑是大肠损伤引起。

5. D。腹腔穿刺抽出液可以直接判断腹腔脏器损伤类别。

6. E。胃肠道穿孔时，消化道内气体外逸可形成膈下游离气体。

7. B。病人既有出血也有腹膜刺激征，考虑肝出血合并肝内胆管损伤，胆汁外漏刺激腹膜引起腹膜刺激征。

8. B。腹腔穿刺抽到不凝固血液，同时合并腹膜刺激征，考虑肝损伤，属于实质性脏器损伤。

9. D。肠管外露不能直接回纳，以避免加重腹腔污染，加重病情。

10. C。腹腔穿刺抽出浑浊液直接提示有空腔脏器穿孔，引起消化液外漏。

A3/A4 型题

1. C。病人面色苍白，四肢厥冷，脉搏细速，血压下降，腹腔有移动性浊音，提示有腹腔内大出血，考虑实质性脏器破裂，加之损伤部位在左上腹，因此考虑是脾破裂。

2. B。病人大出血，血压不稳定，已经处于休克状态，因此边抗休克边手术治疗是最佳救治措施。

3. A。病人经治疗后血压稳定，应采取半卧位，有利于引流腹腔积液，减少对腹膜的刺激，增加舒适感。

4. A。右侧膈肌抬高提示有积液，右侧肋骨骨折，合并有腹膜刺激征，考虑肝破裂合并肝内胆管损伤，胆汁外漏。

5. B。对于损伤病人，没有确诊之前，慎用止痛药物，以避免掩盖病情、延误治疗。

6. C。腹部损伤病人手术前禁止灌肠，以避免加重病情。

三、简答题

1. 答：①持续性剧烈腹痛，呈进行性加重，同时伴恶心、呕吐等消化道症状；②早期即出现明显的失血性休克表现；③有明显的腹膜刺激征；④肝浊音界缩小或消失；⑤有移动性浊音；⑥腹部明显胀气，肠鸣音减弱或消失；⑦便血、呕血或尿血，直肠指诊显示直肠前壁有压痛或波动感，指套染血。

2. 答：以挽救生命为首要目的，先处理危及生命的因素，如心搏骤停、窒息、开放性气胸和损伤处大量出血等。若腹部有开放性伤口，应采取措施及时止血，可就地取材对腹部伤口初步包扎并固定后迅速转运；对已脱出的内脏的处理切忌强行将其回纳腹腔，以免加重腹腔污染，应用洁净器皿覆盖脱出物或用干净纱布经温开水浸湿后覆盖保护，适当处理后送医院抢救。

四、病例分析题

1. 答：①急救措施：无菌敷料覆盖或清洁容器扣住脱出的内脏，包扎固定后转运。②处理原则：备皮、备血，输液，做好术前准备。

2. 答：①病人可能为闭合性腹部损伤合并空腔脏器破裂、失血性休克，可行B超、腹腔穿刺以进一步确诊。②此时应给予输液、输血，补充血容量，完善术前准备，急诊手术。

（曹　辉）

第二十章 腹外疝病人的护理

测试题

一、名词解释

1. 腹外疝　　2. 嵌顿性疝　　3. 股疝

二、选择题

【A1/A2 型题】

1. 必须紧急手术治疗的疝是
   A. 易复性疝
   B. 难复性疝
   C. 滑动性疝
   D. 嵌顿性疝
   E. 绞窄性疝

2. 腹股沟斜疝的疝内容物最多见的是
   A. 盲肠
   B. 阑尾
   C. 大网膜
   D. 膀胱
   E. 小肠

3. 疝囊内容物只能部分回纳入腹腔，肠壁无血液循环障碍的腹外疝是
   A. 易复性疝
   B. 难复性疝
   C. 可复性疝
   D. 嵌顿性疝
   E. 绞窄性疝

4. 最容易发生嵌顿的腹外疝是
   A. 切口疝
   B. 难复性疝
   C. 滑动性疝
   D. 股疝
   E. 直疝

5. 腹外疝修补术后健康宣教内容最重要的是

A. 增加营养
B. 定期复查
C. 适当锻炼
D. 保持伤口清洁
E. 避免重体力劳动 3 个月

6. 疝修补手术后，沙袋压迫伤口的主要目的是
   A. 避免伤口裂开
   B. 防止阴囊血肿
   C. 防止伤口感染
   D. 防止疝复发
   E. 避免敷料脱落

7. 6 个月婴儿腹部包块，随腹压增高而发生变化，诊断为腹股沟斜疝，治疗原则是
   A. 紧急手术
   B. 择期手术
   C. 早期手术
   D. 暂不手术
   E. 禁忌手术

8. 6 岁男孩，疝内容物可达阴囊处，其消失与指压内环、增加腹压有关。诊断应考虑
   A. 腹股沟斜疝
   B. 腹股沟直疝
   C. 股疝
   D. 脐疝
   E. 切口疝

9. 男性，30 岁，行疝修补术后 2 天，体温 38℃，病人无其他主诉。应考虑
   A. 手术切口感染
   B. 上呼吸道感染
   C. 并发肺部感染
   D. 基础代谢增高
   E. 外科热

10. 男性，70 岁，有多年排尿不畅，呈滴淋状，近 2 年来双侧腹股沟区出现半圆形肿块，站立时明显，平卧后消失，体检时压迫内环肿块仍出现，诊断为
   A. 腹股沟斜疝
   B. 腹股沟直疝
   C. 股疝
   D. 切口疝
   E. 巨大疝

【A3/A4 型题】

（1～2 题共用题干）

男性，18 岁，右腹股沟肿物 1 年，无疼痛。体检右腹股沟内肿物 2cm×2cm，无触痛，平卧可消失，外环口直径约 2cm，松弛。

1. 此病人首先考虑诊断为
   A. 腹股沟淋巴结肿大
   B. 腹股沟斜疝
   C. 腹股沟直疝
   D. 睾丸鞘膜积液
   E. 隐睾

2. 最适宜的处理方法是
   A. 抗感染治疗
   B. 继续观察
   C. 加强腹肌锻炼
   D. 手术治疗
   E. 避免体育运动

（3～5 题共用题干）

女性，58 岁，久站或咳嗽时左腹股沟区肿胀 1 年，有慢性支气管炎病史 3 年，近 1 个月咳嗽加剧。查体：站立时左腹股沟韧带下方内侧有半球形肿物突起，平卧时缩小，咳嗽时无明显冲击感。

3. 此病人首先考虑诊断为
   A. 左侧腹股沟斜疝
   B. 左侧腹股沟脂肪瘤
   C. 左侧腹股沟淋巴结肿大
   D. 大隐静脉曲张结节膨大
   E. 左侧股疝

4. 如果行手术治疗，最适宜的手术方法应选择
   A. Ferguson 法疝修补术
   B. 大隐静脉高位结扎术
   C. 肿物切除术
   D. McVay 法疝修补术
   E. Halsted 法疝修补术

5. 此病人手术前必须
   A. 给予高蛋白质、高营养饮食
   B. 卧床休息
   C. 镇痛
   D. 行肿物穿刺活检
   E. 治疗慢性支气管炎

（6～7 题共用题干）

患儿，8 岁，疝内容物可达阴囊处，外形呈梨形，其消失与指压内环、增加腹压有关。

6. 其主要致病因素是
   A. 慢性咳嗽
   B. 长期便秘
   C. 腹壁薄弱或缺损
   D. 排尿困难
   E. 经常啼哭

7. 如果发生嵌顿，2 小时后行手法复位。复位后应重点观察的是
   A. 疝块有无再次嵌顿
   B. 生命体征
   C. 呕吐、腹胀、发热
   D. 腹痛、腹膜刺激征
   E. 疝块部位红、肿、痛

三、简答题

1. 如何预防腹股沟斜疝手术后病人出现阴囊水肿?
2. 简述嵌顿性疝和绞窄性疝手术前的主要护理措施。

四、病例分析题

1. 男性,65 岁,右侧腹股沟斜疝 2 年。站立时疝块突出进入阴囊,平卧时可回纳。3 小时前因用力排便,疝块增大不能回纳,随即感到下腹疼痛。体检:右侧腹股沟区梨形肿块坠入阴囊,约 10cm×6cm×6cm,质中等,有触痛,局部不红肿。腹部无压痛,肠鸣音亢进。来院急诊,决定手术治疗。

请问:①该病人腹外疝的病理类型是什么?②护理评估的主要内容有哪些?③如何预防术后疝复发?

2. 男性,65 岁,长期便秘。5 年前发现右腹股沟区肿块,约 3cm×3cm 大小,2 年来肿块逐渐增大至 10cm×5cm 大小,可坠入阴囊。肿块突出时感到下腹坠胀,隐痛。体检:右腹股沟区约 10cm×5cm 大小肿块,质软,无压痛,回纳后压迫内环不再出现。病人为农民,小学文化程度。拟诊为"腹股沟斜疝"。

请问:①该病人符合其医疗诊断的表现有哪些?②目前存在哪些护理诊断/合作性问题?③护理措施有哪些?

参考答案及解析

一、名词解释

1. 腹外疝:是指腹腔内组织或脏器连同壁腹膜经腹壁或盆壁的缺损、薄弱处向体表突出者。

2. 嵌顿性疝:疝环小,而腹内压骤增时,疝内容物强行扩张疝囊颈进入疝囊后,疝囊颈弹性回缩将内容物卡住,不能回纳,称嵌顿性疝。

3. 股疝:疝囊通过股环,经股管向卵圆窝突出的疝,称为股疝。

二、选择题

A1/A2 型题

1. E。绞窄性疝由于疝内容物发生坏死感染,侵及周围组织,引起疝外被盖组织的急性炎症,患者可有脓毒症的全身表现,必须紧急手术治疗。

2. E。腹股沟斜疝的疝内容物主要是小肠,其次是大网膜,较少见的有盲肠、阑尾、乙状结肠、横结肠、膀胱等。

3. B。难复性疝是指疝内容物不能回纳或不能完全回纳入腹腔,局部包块不能完全消失但并不引起严重症状者,不会造成血液循环障碍。

4. D。由于囊颈较狭小,股疝易发生嵌顿,并迅速发展为绞窄性疝,多为肠管壁疝。

5. E。出院后注意休息,术后 3～4 个月内不宜参加重体力劳动或剧烈运动,以免增加腹压。

6. B。在腹股沟手术区压迫沙袋（重 0.5 kg）12 小时，减轻阴囊水肿及渗血，并用丁字带将阴囊托起。

7. D。婴儿腹肌可随躯体生长逐渐强壮，疝有自愈的可能，所以 1 岁以下婴儿可暂不手术，可用棉线束带或绷带压住腹股沟管内环。

8. A。疝内容物可进入阴囊，其消失与指压内环有关，称之为腹股沟斜疝；

而腹股沟直疝不进入阴囊，其消失与指压内环无关。

9. E。外科热或吸收热是由于外科手术破坏，组织的分解产物及局部渗液、渗血吸收后出现的反应，术后病人的体温可略升高，变化幅度在 0.5～1℃，一般不超过 38.5℃。

10. B。腹股沟直疝多见于年老体弱者。当病人站立或腹内压增高时，腹股沟内侧、耻骨结节上外方出现一半球形肿块。还纳后指压内环，不能阻止疝块出现。疝内容物不降入阴囊。

A3/A4 型题

1. B。根据其肿物的发生部位可排除睾丸鞘膜积液、隐睾；而平卧时消失，又可排除腹股沟淋巴结肿大；腹股沟斜疝多见于儿童及青壮年，经腹股沟管突出，腹股沟管有两口和四壁，外口即浅环（皮下环），大小可容一示指尖。腹股沟直疝由直疝三角突出，在腹股沟内侧端、耻骨结节外上方出现一半球形肿块，多见于老年人。根据题干叙述，首先考虑诊断为腹股沟斜疝。

2. D。腹外疝一旦形成不能自愈，必须采用手术治疗。

3. E。病人存在腹内压升高史，是疝形成的直接或间接因素；平卧时缩小，可排除左侧腹股沟淋巴结肿大、大隐静脉曲张结节膨大、左侧腹股沟脂肪瘤；其症状表现为腹股沟韧带下方内侧有半球形肿物突起。根据年龄、性别、症状可判定为左侧股疝。

4. D。McVay 法疝修补术不仅能加强腹股沟管的后壁，同时能堵住股环。

5. E。慢性支气管炎会使病人咳嗽加剧，从而使腹内压升高因素持续存在，如果不加以控制会成为手术后疝复发的危险诱因。

6. C。腹外疝的发生与该处腹壁强度降低和腹内压增加两大因素有关。发生腹外疝的局部腹壁均有不同程度的腹壁薄弱或缺损，腹壁强度降低是疝发生的基础。其他因素可直接或促进腹腔内器官经腹壁薄弱区或缺损处突出而形成疝。

7. D。腹股沟斜疝嵌顿表现为肿块不能回纳并突然增大，有触痛，同时伴有明显腹痛。复位成功后应观察 24 小时，严密观察腹部情况，如有腹膜炎或肠梗阻表现，应立即手术探查。

三、简答题

1. 答：为避免阴囊内积血、积液和促进淋巴回流，术后可用丁字带将阴囊托起，并密切观察阴囊肿胀情况。

2. 答：嵌顿性疝和绞窄性疝多伴有肠梗阻，手术前的护理措施除包括：一般常规护理如禁食、术前晚肥皂水灌肠等，应特别注意阴囊及会阴部皮肤要认真仔细做好准备，不能损伤皮肤，以防感染；有腹内压增高因素存在时，应及时积极治疗，防止术后疝复发；留置胃肠减压、纠正水电解质及酸碱平衡失调、备血、尽早使用抗生素。

四、病例分析题

1. 答：①病人可能出现了嵌顿性疝。因为腹股沟斜疝在用力排便、强体力劳动等腹压骤升时会发生嵌顿，表现为疝块突然增大，伴有明显疼痛，平卧或用手推送不能回纳。②护理评估内容：首先评估一般情况包括年龄、职业、平时身体状况；其次了解有无使腹内压增高的相关因素存在，如慢性咳嗽、慢性便秘、排尿困难等；以及既往有无糖尿病史或其他病史。③预防方法：术后平卧，不宜过早下床活动；预防切口感染；注意保暖，避免感冒；保持排便通畅；术后3个月内不宜参加重体力劳动。

2. 答：①右腹股沟区肿块，质软，无压痛，回纳后压迫内环不再出现。②护理诊断/合作性问题：知识缺乏 缺乏预防腹内压升高的相关知识。潜在并发症 术后阴囊水肿、切口感染等。③护理措施：提供相关知识；预防潜在并发症，如使用阴囊托或丁字带托起阴囊，以防发生阴囊血肿；预防切口感染，术前备皮避免损伤皮肤，术后切口敷料保持清洁干燥。

（孙先越）

第二十一章　胃十二指肠疾病病人的护理

测试题

一、名词解释

1. 胃大部切除术　　2. 低血糖综合征

二、选择题

【A1/A2 型题】

1. 胃十二指肠溃疡穿孔最重要的诊断依据是
   A. 上腹部剧烈疼痛
   B. X 线检查示膈下游离气体
   C. 腹肌紧张
   D. 恶心呕吐
   E. 肠鸣音消失

2. 胃十二指肠溃疡大出血的主要临床表现是
   A. 腹肌紧张
   B. 呕吐宿食
   C. 上腹部剧烈疼痛
   D. 呕血和（或）黑便
   E. 全身中毒症状

3. 胃十二指肠溃疡瘢痕性幽门梗阻的主要临床表现是
   A. 消瘦
   B. 脱水
   C. 腹痛
   D. 腹胀
   E. 呕吐

4. 倾倒综合征常发生于
   A. 毕Ⅰ式胃大部切除术
   B. 胃空肠吻合术
   C. 迷走神经总干切断术
   D. 毕Ⅱ式胃大部切除术
   E. 高选择性迷走神经切断术

5. 胃癌最主要的转移方式是
   A. 血行转移
   B. 直接蔓延
   C. 腹腔种植
   D. 淋巴转移
   E. 癌细胞脱落

6. 胃大部切除治疗溃疡病的理论依据不正确的是
   A. 切除了溃疡本身
   B. 切除了大部分胃体
   C. 切除了溃疡的好发部位
   D. 消除了由胃泌素引起的胃酸分泌
   E. 消除了神经性胃酸分泌

7. 胃癌最常发生于
   A. 贲门部
   B. 胃窦部
   C. 胃小弯
   D. 胃大弯
   E. 胃后壁

8. 幽门梗阻病人术前护理中可减轻胃黏膜水肿的主要措施是
   A. 术前禁食
   B. 营养支持
   C. 口腔护理
   D. 术前 3 日温盐水洗胃
   E. 纠正水电解质酸碱失衡

9. 女性，55 岁，因溃疡病行胃大部切除术后 2 周，进食 10～20 分钟后出现

上腹饱胀、恶心、呕吐、头晕、心悸、出汗、腹泻等。应考虑出现了何种并发症

　　A. 倾倒综合征

　　B. 低钾血症

　　C. 代谢性酸中毒

　　D. 吻合口炎症

　　E. 吻合口梗阻

10. 胃大部切除术后 2 天内，除生命体征外应重点观察的是

　　A. 神志

　　B. 伤口敷料

　　C. 肠鸣音

　　D. 腹胀

　　E. 胃管引流液

【A3/A4 型题】

(1～3 题共用题干)

　　男性，45 岁，毕Ⅱ式胃大部切除术后第 5 天，突发右上腹剧痛。检查：痛苦面容，右上腹有压痛、反跳痛，腹肌紧张。

1. 该病人最可能发生的并发症是

　　A. 十二指肠残端破裂

　　B. 急性胆囊炎

　　C. 急性胰腺炎

　　D. 胃肠吻合口破裂

　　E. 腹内疝形成

2. 最能提供诊断客观证据的是

　　A. 血常规

　　B. 腹腔穿刺

　　C. 立体腹部 X 线透视

　　D. B 超检查

　　E. X 线钡餐透视

3. 对该病人最适当的处理方法是

　　A. 手术置引流管行连续引流

　　B. 输液、使用抗菌药物

　　C. 立即行胆囊切除术

　　D. 立即行破裂处修补术

　　E. 急诊行空肠 Roux - Y 吻合术

(4～6 题共用题干)

　　男性，54 岁，因腹部疼痛 2 个月来诊。以往曾有胃溃疡病史，怀疑溃疡病恶性变而收入院。

4. 对病人进行评估时，不需要重点追问的病史是

　　A. 有无腹痛规律改变

　　B. 有无消瘦和体重减轻

　　C. 有无胃癌家族史

　　D. 有无高血脂病史

　　E. 是否做过大便潜血试验

5. 对该病人的诊断最有价值的检查方法是

　　A. X 线钡餐透视

　　B. 胃镜检查

　　C. 大便潜血试验

　　D. 胃液分析

　　E. 胃液细胞学检查

6. 经检查证实，病人为溃疡病恶性变，准备手术治疗，以下术前准备不妥的是

　　A. 纠正病人的营养状况

　　B. 术前 12 小时禁饮食

　　C. 术前 6 小时禁饮水

　　D. 术前 3 天每晚用温盐水洗胃

　　E. 术前常规插胃管

三、简答题

1. 简述胃大部切除术后消化道重建方法。

2. 列举胃大部切除术后的常见并发症。

四、病例分析题

1. 男性，46 岁，每日进餐无规律，5 年前无明显诱因出现进食后上腹部不适，多见于

晚餐后出现，曾行胃镜检查示胃溃疡，5 年内多次发作经药物治疗后好转，近 2 个月无诱因出现腹痛，明显消瘦，体重下降 10kg。

请问：①该病人最可能的诊断是什么？②如何确诊？

2. 男性，67 岁，胃溃疡 19 年，反复出现上腹不适、腹胀、食欲减退 4 个月，近 1 个月腹痛加重，进食明显减少，体重下降 5kg。胃镜检查示胃窦癌。行胃癌根治术、毕Ⅱ式吻合。术后 2 周病人在进食流食后约半小时突然出现心慌、出汗、面色苍白、恶心、呕吐、腹泻。

请问：①该病人出现了何种问题？②出现该问题的原因是什么？③如何预防和处理此类问题？

参考答案及解析

一、名词解释

1. 胃大部切除术：是指切除胃远侧 2/3～3/4，包括大部分胃体、整个胃窦部、幽门和十二指肠球部，之后行消化道重建。

2. 低血糖综合征：又称晚期倾倒综合征。胃大部切除术者餐后 2～4 小时后，出现心慌、眩晕、无力、出汗、手颤、嗜睡，甚至发生虚脱，稍进饮食或糖类即可缓解，称为低血糖综合征。其原因是食物过快进入空肠，葡萄糖过快吸收，血糖一过性升高，刺激胰腺分泌过多的胰岛素，而发生反应性低血糖所致。

二、选择题

A1/A2 型题

1. B。胃十二指肠溃疡穿孔最重要的诊断依据是 X 线检查见膈下游离气体，即出现气腹征。

2. D。胃十二指肠溃疡大出血的主要临床表现是呕血和（或）黑便。

3. E。胃十二指肠溃疡瘢痕性幽门梗阻的主要临床表现是呕吐，呕吐隔餐或隔夜食物。

4. D。毕Ⅱ式胃大部切除术后丧失了幽门括约肌正常作用，食物排空过快，特别是高渗食物突然进入空肠，将大量细胞外液吸收到肠腔，使得循环血量骤然减少，同时使肠腔突然膨胀，释放 5-羟色胺，肠蠕动增快，腹腔神经丛受刺激等而出现倾倒综合征。

5. D。胃癌最主要的转移方式是淋巴转移。

6. E。胃大部切除治疗溃疡病的理论依据不包括消除了神经性胃酸分泌。

7. B。胃癌最多发生于胃窦部。

8. D。幽门梗阻病人因食物排空受阻，胃扩张，胃黏膜水肿，术前行温盐水洗胃可减轻胃黏膜水肿。

9. A。毕Ⅰ式胃大部切除术操作较简便，胃肠吻合后接近正常解剖生理状态，术后并发症少，对胃大部切除术后 2 周，进食 10～20 分钟后出现上腹饱胀、恶心、呕吐、头晕、心悸、出汗、腹泻等，应考虑倾倒综合征。

10. E。胃大部切除术后早期，应留意是否出现胃出血现象，可以从胃肠减压引流液中观察到引流液多、颜色鲜红的现象。

A3/A4 型题

1. A。十二指肠残端破裂多发生术后 4～6 日，表现为突发右上腹剧痛和腹膜刺激征，多见于毕Ⅱ式胃大部切除术后。

2. C。立体腹部 X 线透视若发现膈下游离气体，即为客观诊断依据。

3. A。十二指肠残端破裂，应行手术治疗，放置十二指肠引流管和腹腔引流管行持续引流。

4. D。有无高血脂病史与胃癌的关系最不重要，其他病史均与胃癌有密切关系。

5. B。胃镜检查对病人的诊断最有价值，不但可以直视病变，还可以取活组织检查。

6. D。胃癌术前不宜洗胃，以防刺激肿瘤导致癌细胞扩散。

三、简答题

1. 答：胃肠道的重建方式有三种：①毕Ⅰ式（Billroth Ⅰ式），胃大部分切除后，将残胃与十二指肠吻合。②毕Ⅱ式（Billroth Ⅱ式），胃大部分切除后，将十二指肠残端缝闭，胃残端与上端空肠吻合。③胃空肠 Roux－en－Y 式，胃大部分切除后，十二指肠断端关闭，取 Treitz 韧带以远 10～15cm 空肠横断，远断端与残胃吻合，近断端与距前胃肠吻合口 45～60cm 的远断端空肠行端侧吻合。

2. 答：胃大部分切除术后并发症有吻合口出血、胃肠吻合口破裂、十二指肠残端破裂、吻合口梗阻、输入段梗阻、输出段梗阻、倾倒综合征、低血糖综合征。

四、病例分析题

1. 答：①该病人既往有溃疡病史，近期出现进食困难，明显消瘦，体重下降 10kg，最有可能的诊断是溃疡病恶变。②应行胃镜检查，以明确诊断。

2. 答案：①该病人可能出现了早期倾倒综合征。②由于胃大部切除后丧失了幽门括约肌正常作用，食物排空过快，特别是高渗食物突然进入空肠，将大量细胞外液吸收到肠腔，使循环血量骤然减少，同时使肠腔膨胀，释放 5－羟色胺，肠蠕动增快，腹腔神经受刺激。③告知病人应少量多餐，避免进食甜的、过热流质。进餐后平卧 10～20 分钟，多数半年至 1 年自愈。极少数长期不缓解者，可行手术治疗。

（高凤莉）

第二十二章　肠梗阻病人的护理

测试题

一、名词解释

1. 肠梗阻　　2. 绞窄性肠梗阻　　3. 血运性肠梗阻　　4. 肠扭转

二、选择题

【A1/A2 型题】

1. 小肠扭转多见于
   A. 长期负重者
   B. 习惯性便秘者
   C. 排尿困难者
   D. 晚期妊娠者
   E. 饱餐后剧烈运动者

2. 临床最常见的引起肠梗阻的原因是
   A. 肠蛔虫堵塞
   B. 肠扭转
   C. 肠套叠
   D. 肠粘连
   E. 肠肿瘤

3. 肠梗阻病人全身性病理改变不包括
   A. 水、电解质缺失
   B. 休克和酸碱失衡
   C. 急性肠扩张
   D. 感染和毒血症
   E. 呼吸和循环功能障碍

4. 对怀疑有肠梗阻的病人宜进行的检查是
   A. X 线透视或摄片
   B. 肛门直肠检查
   C. 钡剂灌肠检查
   D. 口服钡餐透视
   E. 血气分析

5. 机械性肠梗阻时肠鸣音的特征是
   A. 次数减少
   B. 正常
   B. 金属高调音
   D. 减弱
   E. 消失

6. 绞窄性肠梗阻的表现不包括
   A. 持续性剧烈腹痛
   B. 呕吐带臭味的粪样物
   C. 腹膜刺激征
   D. 触及有固定压痛的包块
   E. 穿刺抽出血性腹水

7. 单纯性肠梗阻与绞窄性肠梗阻的主要区别是
   A. 梗阻的病因
   B. 梗阻的时间
   C. 梗阻的严重程度
   D. 肠管壁有无血运障碍
   E. 有无并发症

8. 女性，38 岁，胃大部切除术后 4 天，诉腹部胀痛、呕吐，无排气、排便。查体：全腹膨隆，有压痛，以中上腹最为显著。轻度肌紧张，无反跳痛，肠鸣音亢进。腹部 X 线见肠腔积气及气液平面。以下护理措施错误的是
   A. 禁食、胃肠减压
   B. 阿托品止痛
   C. 协助病人取低半坐位
   D. 及时、准确记录出入水量
   E. 更换抗生素控制感染

9. 男性，35 岁，肠梗阻 2 天，阵发性腹痛，频繁出现呕吐。体检：唇干，眼窝凹陷，皮肤弹性差，腹微胀，肠鸣音亢进。该病人目前首要的急需解决的护理诊断是
 A. 体液不足
 B. 知识缺乏
 C. 疼痛
 D. 焦虑
 E. 有感染的危险

10. 男性，1 岁，阵发性哭闹 3 小时，进乳后呕吐，排果酱样粪便，右中上腹触及 6cm×5cm×4cm 腊肠样肿块，首先考虑的诊断是
 A. 肠扭转
 B. 肠道畸形
 C. 蛔虫性肠梗阻
 D. 肠套叠
 E. 盲肠肿瘤

【A3/A4 型题】

(1~3 题共用题干)

男性，16 岁，餐后半小时打篮球时突发腹部剧痛，呈持续性，继而剧烈呕吐，内含少量血性液体。体检：腹部膨隆、不对称。中上腹有压痛，肌紧张，反跳痛不明显，肠鸣音减弱。血常规：WBC 13.4×10⁹/L。

1. 根据病情，应考虑的诊断是
 A. 急性水肿性胰腺炎
 B. 输尿管结石
 C. 胆囊结石
 D. 肠结核
 E. 小肠扭转

2. 为确诊该疾病，需进行的检查是
 A. X 线
 B. B 超

 C. CT
 D. MRI
 E. 腹腔穿刺

3. 此时最合适的处理是
 A. 禁食、胃肠减压
 B. 口服液状石蜡
 C. 低压灌肠
 D. 手术探查
 E. 抗休克

(4~6 题共用题干)

男性，30 岁，既往有阑尾炎手术史。现因"阵发性腹痛、腹胀、呕吐伴肛门停止排便、排气 2 天"入院。查体：腹膨隆，全腹有压痛，无反跳痛和肌紧张，移动性浊音（一），肠鸣音亢进，有气过水声。

4. 根据题干所述，考虑诊断为
 A. 阑尾炎复发
 B. 急性腹膜炎
 C. 急性肠梗阻
 D. 急性胃肠炎
 E. 急性胃穿孔

5. 为进一步明确诊断，可选择的辅助检查是
 A. 腹平片
 B. 腹部 B 超
 C. 腹部 CT
 D. 血常规
 E. 血生化检查

6. 如病人腹痛转为持续性，并伴发热，肠鸣音消失，有腹膜刺激征，腹腔穿刺抽出血性渗液，应考虑
 A. 引起肠绞窄及坏死
 B. 合并肠穿孔
 C. 发生全身感染
 D. 发生感染性休克
 E. 合并胃穿孔

三、简答题

1. 简述肠梗阻病人的局部以及全身病理改变。
2. 列举肠梗阻病人出现绞窄性肠梗阻的迹象。

四、病例分析题

1. 男性，40 岁，因脐周疼痛伴呕吐 5 小时入院。入院前 5 小时由于搬运重物后突然感觉脐周剧痛，大汗淋漓，并伴有呕吐，呕吐物为食物及胃液，在当地医院肌内注射阿托品后疼痛缓解，回家后疼痛持续发作并加剧，呕吐频繁，呕吐物为黄绿色液体，期间排大便一次，量少无血，排尿正常，因疼痛无明显缓解而入院。查体：T 36.4℃，P 102 次/分，R 15 次/分，BP 90/60mmHg。急性痛苦病容，神志清，腹平坦。未见肠型及蠕动波，腹式呼吸减弱，脐周压痛明显，叩诊鼓音，听诊肠鸣音亢进，可闻及气过水音。血常规示：WBC $18×10^9/L$，N 占 89％。X 线检查示：肠腔黏膜皱襞呈"鱼肋骨刺"状阴影。

请问：①目前主要的护理诊断/合作性问题有哪些？②护理措施有哪些？

2. 男性，16 岁，午餐后半小时打篮球时突发腹部剧痛，呈持续性，继而剧烈呕吐，内含少量血性液体。体检：腹膨隆、不对称。中上腹有压痛，肌紧张，反跳痛不明显，肠鸣音减弱。血常规：WBC $13.4×10^9/L$。X 线检查示有"鸟嘴样"改变。诊断为：小肠扭转。

请问：①该病人符合诊断的依据有哪些？②如何治疗？

参考答案及解析

一、名词解释

1. 肠梗阻：任何原因引起的肠内容物不能正常运行、顺利通过肠道，称为肠梗阻，是外科常见的急腹症。

2. 绞窄性肠梗阻：指不仅有肠管内容物通过受阻，同时有肠管血运障碍。可因肠系膜血管受压、栓塞或血栓形成等使相应肠段急性缺血，也可在单纯性肠梗阻时，因肠管高度膨胀，使肠壁小血管受压，而发生肠管血运障碍。

3. 血运性肠梗阻：是指由于肠管血运障碍，继而发生肠麻痹而使肠管失去运动能力，如肠系膜血管栓塞或血栓形成。

4. 肠扭转：是一段肠管沿固定部位旋转而致的闭襻性肠梗阻。其原因是肠系膜及其肠襻过长或系膜根部附着处粘连，当肠内容物突然增加、饱食后剧烈运动等可诱发肠扭转。常见的肠扭转有小肠扭转和乙状结肠扭转。

二、选择题

A1/A2 型题

1. E。小肠扭转的病因多见饱餐后剧烈运动。

2. D。肠梗阻最常见的病因是肠粘连。

3. C。急性肠扩张是局部变化，不是全身变化。

4. A。X 线是诊断肠梗阻的首选检查。

5. C。机械性肠梗阻的肠鸣音是金属音调。

6. B。绞窄性肠梗阻呕吐物或为血性，不是臭味粪样物。

7. D。绞窄性肠梗阻的特点是肠管壁有血运障碍。

8. E。该病人出现肠梗阻表现，前 4 个选项均为肠梗阻处理方法，选项 E 对病人不适用。

9. A。病人唇干、眼窝凹陷、皮肤弹性差都表明脱水严重。

10. D。阵发性哭闹，呕吐，腊肠样肿块，果酱样便，符合肠套叠征象。

A3/A4 型题

1. E。饱餐后剧烈运动，中上腹胀，且不对称，呕吐血性物，提示小肠扭转可能性大。

2. A。X线是诊断肠梗阻的首选辅助检查。

3. D。肠梗阻的治疗以急诊手术为主。

4. C。症状有腹痛、腹胀、呕吐、肛门排气排便停止，符合肠梗阻表现。

5. A。X 线是判断肠梗阻的首选检查。

6. A。穿刺有血性物，考虑绞窄性肠梗阻。

三、简答题

1. 答：①肠管的病理生理变化包括肠蠕动增强，肠腔积气、积液、扩张，肠壁充血、水肿、血运障碍；②全身性病理生理变化包括水、电解质紊乱与酸碱失衡，毒素吸收及全身感染。

2. 答：①腹痛发作急骤，开始即为持续性剧烈疼痛或表现为持续性疼痛阵发性加剧。肠鸣音减弱或消失。呕吐出现早而频繁。②病情发展迅速，早期出现休克，抗休克治疗改善不明显。③有明显腹膜刺激征表现，体温升高，白细胞计数增高。④腹胀不对称，腹部有局限性隆起或触及有压痛的包块。⑤呕吐物、胃肠减压液、肛门排出物为血性或腹腔穿刺抽出血性液体。⑥经积极的非手术治疗而症状体征无明显改善。⑦腹部 X 线检查符合绞窄性肠梗阻的特点。

四、病例分析题

1. 答　①主要护理诊断/合作性问题：疼痛　与肠梗阻有关；潜在并发症　肠绞窄、坏死。②护理措施：禁饮食，胃肠减压；半卧位；给阿托品类抗胆碱药，以解除胃肠道平滑肌痉挛，不可随意给吗啡等止痛剂，避免掩盖病情；呕吐的护理；记出入量和合理输液；热敷或按摩腹部；纠正水、电解质紊乱；防止感染和毒血症；严密观察病情。

2. 答　①诊断依据：青少年男性，餐后剧烈运动，突发剧烈腹痛，呕吐，腹胀，X 线检查提示有"鸟嘴样"改变。②治疗措施：立即完善术前准备，急诊手术治疗。

（曹　辉）

第二十三章 阑尾炎病人的护理

测试题

一、名词解释

1. 麦氏点　　2. 腰大肌试验

二、选择题

【A1/A2 型题】

1. 急性阑尾炎最典型的症状为
    A. 转移性脐周疼痛
    B. 转移性右下腹痛
    C. 固定性脐周疼痛
    D. 固定的右下腹痛
    E. 腹痛位置无规律

2. 男性，50 岁，因急性阑尾炎在腰麻下行阑尾切除术。术后 8 小时病人诉头晕、眼前发黑，检查见面色苍白，T 37.5℃，P 120 次/分，R 21 次/分，BP 70/50mmHg。下列护理措施不妥的是
    A. 加快静脉输液
    B. 紧急报告医生
    C. 紧急配血
    D. 安置半卧位
    E. 进行术前准备

3. 急性阑尾炎腹痛多始于上腹部或脐周，这属于
    A. 内脏性疼痛
    B. 躯体性疼痛
    C. 牵涉性疼痛
    D. 剧烈性疼痛
    E. 周期性疼痛

4. 急性化脓性阑尾炎病人诉麦氏点处剧痛，这属于
    A. 内脏性疼痛
    B. 躯体性疼痛

C. 牵涉性疼痛
    D. 转移性疼痛
    E. 阵发性疼痛

5. 急性坏疽性阑尾炎术后，出现尿频、尿急、大便次数增多，里急后重，发热，是由于并发
    A. 急性肾盂肾炎
    B. 急性膀胱炎
    C. 细菌性痢疾
    D. 盆腔积液
    E. 阿米巴性痢疾

6. 急性阑尾炎非手术治疗的适应证是
    A. 化脓或坏疽性阑尾炎
    B. 阑尾穿孔并发弥漫性腹膜炎
    C. 青年、小儿、妊娠患者的急性阑尾炎
    D. 慢性阑尾炎急性发作
    E. 阑尾炎性包块

7. 诊断阑尾炎最可靠的依据是
    A. 结肠充气试验
    B. 腰大肌试验
    C. 右下腹局限性固定压痛
    D. 肛门指诊
    E. 外周血 WBC 升高

【A3/A4 型题】

（1～3 题共用题干）

男性，25 岁，自诉上午 8 点左右开始上

腹及脐周疼痛，位置不定，以后右下腹部开始疼痛，并阵发性加剧。午饭后出现全腹持续性疼痛。体检：T 39.2℃，P 124 次/分，R 19 次/分，BP 105/65mmHg；右下腹压痛、肌紧张、有反跳痛、肠鸣音消失，闭孔内肌试验阳性。WBC 12.5 × 10⁹/L，N 82%。腹部 X 线平片可见盲肠扩张和气液平面。行急诊手术治疗，术后第 3 天病人体温为 38.9℃，切口红肿、压痛。

    1. 入院时应考虑

      A. 急性单纯性阑尾炎

      B. 急性化脓阑尾炎

      C. 坏疽性阑尾炎

      D. 穿孔性阑尾炎

      E. 急性胰腺炎

    2. 该病人阑尾位置最可能为

      A. 靠近盲肠后方

      B. 靠近盲肠前方

      C. 靠近腰大肌前方

      D. 靠近腰大肌后方

      E. 靠近闭孔内肌

    3. 该病人术后发生

      A. 腹腔内出血

      B. 切口感染

      C. 腹腔感染

      D. 盆腔感染

      E. 腹腔脓肿

三、简答题

1. 简述阑尾炎病人术前的病情观察要点。

2. 简述急性阑尾炎的主要症状。

四、病例分析题

1. 男性，35 岁，6 小时前感觉上腹部及脐部隐痛，1 小时前感觉右下腹疼痛，伴有恶心，无呕吐。食欲下降。体检：T 38.℃，P 105 次/分，R 21 次/分，BP 120/75mmHg，腰大肌试验（＋）。

请问：①病人目前出现何种问题？②目前主要的护理措施是什么？

2. 男性，25 岁，因急性阑尾炎穿孔，在硬膜外麻醉下行开腹探查、阑尾切除、腹腔冲洗引流术。现为术后第 6 日，病人精神较差，乏力，体温 38.6℃，诉腹痛、腹胀，有直肠刺激症状。查体：腹部膨隆，腹肌紧张，右下腹压痛并可触及包块。给予禁食、补液，头孢曲松（罗氏芬）静脉输液抗感染治疗。

请问：①病人目前出现何种问题？②病人存在那些护理问题？③目前的护理措施有哪些？

参考答案及解析

一、名词解释

1. 麦氏点：指右髂前上棘至脐连线的中外 1/3 交界处。

2. 腰大肌试验：病人左侧卧位，右腿伸直或过度后伸，若发炎的阑尾位于盲肠后位，则腰大肌受刺激，病人将会感到疼痛。此试验阳性提示阑尾靠近腰大肌处。

二、选择题

A1/A2 型题

1. B。急性阑尾炎最典型的症状为转移性右下腹痛。开始时多起自脐周和上腹部，位置不固定，这是阑尾管腔阻塞后腔内压力升高及管壁肌肉收缩引起的内脏神经反射性疼痛；数小时后，腹痛转移并固定在右下腹部，呈持续加剧，这是炎症侵及浆膜，壁腹膜受刺激引起的体神经定位疼痛。

2. D。一般术后血压平稳后，可取半卧位。该病人有休克的表现，故应取中凹位。

3. A。早期的上腹及脐周疼痛是阑尾管腔膨胀或炎症刺激腹腔内脏神经而引起的内脏痛，定位不准确。

4. B。继发性的右下腹疼痛是由阑尾周围组织炎症侵及浆膜，壁腹膜受刺激引起的，受体神经支配，定位准确。

5. D。坏疽性阑尾炎术后，多由于阑尾残端结扎不牢，缝线脱落，使炎性渗出物积聚于膈下、盆腔、肠间隙并形成脓肿。表现为体温升高，并有腹痛、腹胀、腹肌紧张、腹部压痛、腹部包块及直肠膀胱刺激症状等，同时伴有全身中毒症状。

6. E。对于早期单纯性阑尾炎或有严重器质性疾病、感染已局限而形成炎性包块且病情有进一步好转者、诊断不甚明确需进一步观察鉴别且病情较轻者，应采取非手术治疗。

7. C。右下腹压痛是急性阑尾炎常见的重要体征。压痛点通常位于麦氏点，可随阑尾位置的变异而改变，但压痛点始终在一个固定的位置上。

A3/A4 型题

1. D。右下腹压痛是急性阑尾炎的重要体征，且病人有腹膜刺激征的表现：右下腹压痛、肌紧张、有反跳痛，考虑是穿孔性阑尾炎。

2. E。闭孔内肌试验阳性，提示阑尾位置较低，靠近闭孔内肌。

3. B。术后第 3 天病人体温为 38.9℃，切口红肿、压痛，考虑发生了切口感染。

三、简答题

1. 答：主要是用抗生素控制感染并密切观察病情变化。根据病情，禁饮食，无休克可取半卧位，休息及输液等。做好术前准备，一般在 24～48 小时内炎症可逐渐消退，如治疗效果不明显或病情加重，应及时改行手术治疗。

2. 典型的腹痛发作始于上腹，逐渐移向脐部，数小时（6～8 小时）后转移并局限在右下腹。约有 95% 的急性阑尾炎病人可出现厌食、恶心、呕吐，有的病例可能发生腹泻。早期有乏力、头痛等，炎症重时可出现中毒症状，心率增快，发热，达 38℃ 左右。阑尾穿孔时体温会更高。

四、病例分析题

1. 答：①急性单纯性阑尾炎。②心理护理；取半卧位；禁食补液，维持能量及水电解质需要；应用抗菌药控制感染；解痉止痛；密切观察病情；做好急诊腹部手术前准备。

2. ①病人目前出现了腹腔脓肿。②目前的护理问题有：疼痛、体温过高、潜在并发症（腹腔脓肿）。③护理措施：密切观察病人的生命体征及腹部体征变化，注意倾听病人主诉，及时发现异常并通知医生予以处理。给予半卧位，减少腹壁张力，利于引流。嘱病人禁食、禁水，遵医嘱准确、及时给予补液和抗感染治疗，必要时记录出入量。协助并指导病人适当活动，促进肠功能恢复，防止肠粘连等并发症。针对高热遵医嘱给予物理及药物降温措施，并观察降温后效果及有无脱水等不良反应。

（祝水英）

第二十四章　结、直肠和肛管疾病病人的护理

测试题

一、名词解释

1. 痔　　2. 直肠肛管周围脓肿　　3. 肛裂"三联征"

二、选择题

【A1/A2型题】

1. 可用于结肠癌普查的检查是
   A. 大便潜血试验
   B. 乙状结肠镜
   C. X线钡剂灌肠
   D. 直肠指检
   E. CEA

2. 结肠癌最早出现的症状是
   A. 排便习惯及粪便性状改变
   B. 腹痛
   C. 腹部包块
   D. 肠梗阻症状
   E. 全身中毒症状

3. 结肠癌最主要的转移途径为
   A. 直接蔓延
   B. 腹腔种植转移
   C. 血运转移
   D. 淋巴转移
   E. 远处转移

4. 左半结肠癌与右半结肠癌相比，突出的症状是
   A. 腹痛
   B. 腹部包块
   C. 肠梗阻
   D. 便血
   E. 排便习惯及粪便性状改变

5. 男性，45岁，进行性消瘦、贫血、乏力，大便隐血试验阳性，右下腹可触及肿块。可能的诊断是
   A. 直肠癌
   B. 结肠息肉
   C. 右半结肠癌
   D. 左半结肠癌
   E. 慢性痢疾

6. 女性，50岁，腹胀、腹痛，大便不成形，每日3～4次，有脓血便。查体：左中腹可扪及包块，边界不清，为明确诊断应做
   A. B超检查
   B. CT检查
   C. AFP检查
   D. 乙状结肠镜检查
   E. 粪便检查

7. 男性，50岁，近2个月以来大便习惯改变，便秘、腹泻交替，偶有黑便，食欲减退，体重减轻约2kg，腹部检查未及肿块。该病人的诊断可能为
   A. 直肠癌
   B. 右半结肠癌
   C. 左半结肠癌
   D. 乙状结肠癌
   E. 横结肠癌

8. 结肠癌组织学分类占大多数的为
   A. 黏液癌
   B. 腺癌
   C. 未分化癌

D. 黏液腺癌

E. 类癌

9. 关于骨盆直肠间隙脓肿的叙述正确的是

A. 肛周红肿热痛明显

B. 属于慢性化脓性感染

C. 全身感染中毒症状明显

D. 病变发展可形成低位肛瘘

E. 是最常见的直肠肛管周围脓肿

10. 男性，24 岁，出现肛门周围持续性跳痛，皮肤硬结红肿 4 天，并有局部压痛，可能出现了

A. 肛裂

B. 外痔

C. 肛门周围脓肿

D. 坐骨肛管间隙脓肿

E. 骨盆直肠间隙脓肿

11. 下列肛瘘中属于复杂高位瘘的是

A. 瘘管位于外括约肌以下，一个开口在肛管内，一个外口在肛周皮肤上

B. 瘘管位于外括约肌深部以上，两个开口均在肛管内

C. 瘘管位于外括约肌深部以下，两个开口均在肛管内

D. 瘘管位于外括约肌深部以上，一个开口在肛管内，两个在肛周皮肤上

E. 瘘管位于外括约肌深部以下，一个开口在肛管内，两个在肛周皮肤上

12. 排便时及排便后有两次疼痛的是

A. 肛裂

B. 肛瘘

C. 直肠脱垂

D. 血栓性外痔

E. 骨盆直肠间隙脓肿

13. 肛裂常发生于膝胸卧位时肛门周围的

A. 3 点处

B. 6 点处

C. 8 点处

D. 10 点处

E. 12 点处

14. 对慢性肛裂病人进行肛门检查时，很可能同时发现

A. 肛瘘

B. 肥大的肛乳头

C. 直肠脱垂

D. Ⅲ度内痔

E. 肛周波动感

15. 内痔的早期症状是

A. 大便干结

B. 肛门瘙痒

C. 肛周剧痛

D. 无痛性便血

E. 肛门部异物感

16. 术后病人对温水坐浴和换药的安排正确的是

A. 换药—排便—温水坐浴

B. 温水坐浴—换药—排便

C. 温水坐浴—排便—换药

D. 排便—换药—温水坐浴

E. 排便—温水坐浴—换药

【A3/A4 型题】

（1～3 题共用题干）

男性，26 岁，近 1 个月来常自觉肛门瘙痒潮湿，偶有气体溢出，直肠指检可触及皮肤黏膜下一较硬条索。

1. 该病人可能发生了

A. 直肠癌

B. 低位肛瘘

C. Ⅱ度内痔

D. 高位肛瘘

E. 坐骨肛管间隙脓肿

2. 目前最主要的护理诊断或问题是

A. 便秘

B. 疼痛

C. 有皮肤完整性受损的危险

D. 潜在并发症：水电解质紊乱

E. 营养失调（低于机体需要量）

3. 目前对该病人最有效的治疗措施为

   A. 挂线疗法

   B. 温水坐浴

   C. 营养支持

   D. 抗生素治疗

   E. 饮食控制和通便

（4～7题共用题干）

女性，38岁，教师，喜食辛辣食物，每日饮一杯咖啡，平日体健，患痔疮4年。近期无痛性便血加重，在排便时间歇滴血，痔核脱出肛门外，排便后需用手才能还纳，还纳后不再脱出。

4. 该病人的病情属于

   A. 内痔Ⅰ度

   B. 内痔第Ⅱ度

   C. 内痔第Ⅲ度

   D. 内痔第Ⅳ度

   E. 血栓性外痔

5. 该病人围术期护理正确的是

   A. 术前3天禁食、补液

   B. 排便时可看报以放松心情

   C. 坐浴时水温以30℃为宜

   D. 禁喝咖啡和饮酒

   E. 术后不可早期活动

6. 在接受痔切除术后，对病人的护理正确的是

   A. 仰卧硬板床

   B. 术后7天内每天做一次灌肠

   C. 一旦出现尿潴留应立即导尿

D. 排便后先伤口换药，然后坐浴

E. 第一次排便前适当给予止痛药

7. 经过治疗后病人痊愈，护士对其的出院指导中不正确的是

   A. 定时排便

   B. 避免辛辣食物

   C. 多休息、少运动

   D. 加强肛门括约肌舒缩功能的练习

   E. 每次排便后清洁肛周皮肤

（8～10题共用题干）

男性，58岁，进行性贫血、消瘦、乏力半年，有时右腹有隐痛，无腹泻。查体：贫血貌，右中腹可触及肿块，肠鸣音活跃。

8. 采集病史时，要重点询问

   A. 有无恶心、呕吐

   B. 有无排便情况

   C. 有无胆囊炎病史

   D. 有无家族史

   E. 有无转移性右下腹痛

9. 考虑该病人的诊断可能为

   A. 胃肿瘤

   B. 结肠癌

   C. 肠梗阻

   D. 克罗恩病

   E. 溃疡性结肠炎

10. 为明确诊断，应进行的检查是

   A. 纤维结肠镜检查

   B. 乙状结肠镜检查

   C. CT检查

   D. B超检查

   E. X线钡剂灌肠检查

三、简答题

1. 简述结肠癌病人术前肠道准备的内容。

2. 简述结直肠发病的主要相关因素。

3. 简述肠造口适宜的位置标准。

4. 简述结肠造口术后的护理。

四、病例分析题

1. 男性，58岁，进行性贫血、消瘦、乏力半年，有时右腹有隐痛，无腹泻。查体：贫

血貌，右中腹可触及肿块，肠鸣音活跃。血常规：RBC 3.5×10^{12}/L，Hb 105g/L，WBC 10×10^9/L。

请问：①该病人可能的诊断是什么？②为明确诊断还应为病人做什么检查？③该病人术前主要的护理措施是什么？

2. 女性，27 岁，教师，婚后 1 年，因大便次数增多，肛门坠胀感，血便、脓血便 2 年，到医院就诊。直肠指检：距肛缘 4cm 触及一环行肿物，质硬、活动度差，推指指套有染血。病理检查示"直肠低分化腺癌"。

请问：①可能选择的手术方式是什么？为什么？②术前应做哪些准备？

参考答案及解析

一、名词解释

1. 痔：传统上痔是指直肠下段黏膜下和肛管皮肤下的静脉丛淤血、扩张和屈曲形成的静脉团。近年研究表明，痔实际上是肛管上端发生病理性增生、肥大和向下移位的肛垫。

2. 直肠肛管周围脓肿：是指在直肠肛管软组织内或其周围间隙内发生急性化脓性感染后形成的脓肿。

3. 肛裂"三联征"：指慢性肛裂病人出现的溃疡、肥大的肛乳头以及"前哨痔"。

二、选择题

A1/A2 型题

1. A。大便潜血检查简便易行，可作为普查或高危人群的初筛手段，对阳性者进行进一步检查，可帮助及时发现早期病变。

2. A。排便习惯及粪便性状的改变是结肠癌最早出现的症状，多表现为排便次数增加，腹泻、便秘交替出现，粪便中带血、脓或黏液。

3. D。淋巴转移是大肠癌最常见的转移途径。

4. C。左半结肠癌由于肠腔小，肿瘤以浸润型居多，易致肠腔狭窄；肠内容物为半固体、固体，肠内粪便多已成形。常以腹泻、便血、便秘、肠梗阻为主要表现。

5. C。病人存在消化道出血，且有进行性消瘦、贫血、乏力，右下腹可触及肿块，应考虑有恶性疾病，首先考虑右半结肠癌。

6. D。对于中年以上，大便性状改变，有腹部包块，应考虑恶性疾病，通常通过内镜检查明确诊断。

7. B。病人出现大便习惯改变，体重减轻，应考虑结肠肿瘤；因偶有黑便，脓血不明显，故不考虑左半部位的结肠癌。

8. B。主要有腺癌、黏液癌、未分化癌，其中腺癌最多见。

9. C。骨盆直肠间隙脓肿位置较深，空间较大，因此全身感染症状更明显而局部症状不明显，常造成诊断困难；且属于急性化脓性感染，病变发展可形成高位肛瘘。肛门周围脓肿是最常见的直肠肛管周围脓肿。

10. C。病人表现为肛门周围感染，周围持续性跳痛，皮肤硬结红肿，并有局部压痛，脓肿可能性最大。最常见的是肛门周围脓肿。

11．D。复杂性瘘有多个瘘口和瘘管，高位肛瘘的瘘管在外括约肌深部以上。

12．A。选项中所述几种直肠肛周疾病均可出现疼痛，但仅有肛裂病人有独特的周期性规律，即排便时肛裂神经末梢受到刺激，出现肛门剧烈疼痛；排便后疼痛可暂时缓解或消失；数分钟后由于肛管内括约肌痉挛性收缩，又产生剧痛，可持续 30 分钟至数小时，直至括约肌痉挛收缩逐渐缓解而舒张，疼痛消失。

13．E。肛裂多发生于肛门后正中部位，膝胸卧位时，位于 12 点处。

14．B。慢性肛裂病人典型表现是由溃疡、肥大的肛乳头以及"前哨痔"组成的肛裂"三联征"。

15．D。内痔分为四期，一期无明显自觉症状，以排便时出血或排便后滴血为主，痔核不脱出肛门外。在齿状线上可见黏膜充血，结节样突出。

16．E。肛门部手术后，伤口多敞开不缝合，需每日换药。每次大便后温水或 0.02％高锰酸钾溶液坐浴，然后更换敷料。

A3/A4 型题

1．D。肛瘘的典型症状是肛周外口不断有少量脓性分泌物，甚至有气体和粪便排出，可刺激周围皮肤引起湿疹和瘙痒。此病人表现符合此特点。因直肠指检可触及皮肤黏膜下一较硬条索，首先考虑为高位肛瘘。

2．C。病人因局部刺激可出现湿疹和瘙痒，故主要问题为有皮肤完整性受损的危险。

3．A。肛瘘一旦形成后，不能自愈，必须采用手术治疗，但注意避免损伤肛门括约肌，防止肛门失禁。因病人为高位肛瘘，因此首选挂线疗法。

4．B。病人有便血和痔核脱出，需用还纳，且还纳后不再脱出，符合内痔Ⅲ度特点。

5．D。通常术前 1 天中午禁食，口服缓泻剂，达到清洁肠道的效果；排便时看报等对原发病不利；坐浴时水温 30℃过低；术后应尽早活动；禁喝咖啡和饮酒可减少对局部的刺激。

6．E。痔切除术后病人第一次排便时常引起局部疼痛，应当适当止痛。

7．C。出院后病人应当每天坚持适量运动，尤其对于长久站立或端坐工作的人，应加强肛门括约肌舒缩功能的练习。

8．D。此病人应考虑肠道恶性疾病，因此病有遗传倾向，应关注有无家族史。

9．B。病人有贫血、消瘦、乏力等消耗症状，腹痛，右中腹可触及肿块，应考虑肠道恶性疾病。

10．B。乙状结肠镜检查可明确诊断肠道肿瘤。

三、简答题

1．答：包括三方面准备：饮食控制；应用肠道抑菌药；清洁肠道。

2．答：主要有疾病因素、饮食习惯、遗传因素等。

3．答：①便于病人自我护理；②位于腹直肌内，以减少造口旁疝等并发症的发生；③足够的位置能够平坦、伏贴地粘贴造口袋。

4．答：评估造口所在的肠段位置、选择合适的造口袋、评估造口黏膜及其周围皮肤状况、及时更换造口袋、帮助病人有效应对。

四、病例分析题

1．答：①升结肠癌。②纤维结肠镜检查。③根据病人实际心理承受能力，与家属共同做好保护性措施。寻求合适时机帮助病人尽快面对疾病，积极配合治疗及护理。给予高蛋白质、高热量、高维生素、少渣饮食，必要时，少量多次输血，以纠正贫血和低蛋白血症，增强手术耐受力。行肠道准备。术日晨放置胃管及尿管，注意妥善固定。

2. 答：①可行经腹会阴联合直肠癌切除术，因病理检查示"直肠低分化腺癌"，且肿块距肛缘 4cm。②术前准备：心理护理；加强营养；肠道准备；阴道冲洗；术日晨放置胃管及尿管；选择合适的造口位置。

（祝水英　路　潜）

第二十五章　门静脉高压症病人的护理

测试题

一、名词解释

1. 门静脉高压症　　2. 分流术　　3. 断流术

二、选择题

【A1/A2 型题】

1. 我国引起门静脉高压症的主要原因是
   A. 脂肪肝
   B. 肝静脉阻塞综合征
   C. 门静脉血栓形成
   D. 肝硬化
   E. 脾静脉阻塞

2. 腔静脉系和门静脉系两者之间交通支最重要的是
   A. 直肠下端-肛管交通支
   B. 腹膜后交通支
   C. 前腹壁交通支
   D. 胃底-食管下段交通支
   E. 门静脉交通支

3. 男性，45 岁，因门静脉高压症入院，护理措施错误的是
   A. 充分休息
   B. 应用抗生素
   C. 术日晨置胃管
   D. 给予无渣半流饮食
   E. 严重贫血者适当输全血或血浆

4. 术后不宜早期下床活动的病人是
   A. 阑尾切除术后
   B. 门静脉高压症分流术后
   C. 结肠息肉切除术
   D. 剖宫产术后
   E. 胃大部切除术

5. 门静脉高压症病人脾切除术后 2 周内应定期检查
   A. 血小板计数
   B. 腹部体征
   C. 肝肾功能
   D. 凝血时间
   E. 生命体征

6. 男性，60 岁，肝硬化致门静脉高压，分流术前护理措施正确的是
   A. 进食含粗纤维的食物
   B. 高蛋白质、低脂饮食
   C. 注射维生素 K
   D. 术日晨放置胃管
   E. 输全血

7. 预防上消化道出血的健康指导最重要的是
   A. 选择细软不烫的食物
   B. 低蛋白质、低脂饮食
   C. 饮食由少到多
   D. 避免引起腹内压增高的因素
   E. 避免劳累和较重体力劳动

8. 门静脉高压症病人行脾切除术后不宜使用的药物是
   A. 支链氨基酸
   B. 维生素 K
   C. 葡醛内酯（肝泰乐）
   D. 抗菌药
   E. 肌苷

9. 女性，50 岁，因门静脉高压症行分流

术，术后 3 天出现嗜睡、烦躁不安、黄疸、少尿等，应考虑

A. 静脉血栓形成

B. 膈下脓肿

C. 肝性脑病

D. 内出血

E. 休克

10. 门静脉高压症行分流术后，一般需要卧床

A. 1 天

B. 2 天

C. 3 天

D. 1 周

E. 2 周

11. 男性，65 岁，有肝硬化病史 20 年，2 小时前突然出现呕血，给予输液、止血药物无效，并出现烦躁、血压下降，此时应立即采取的措施为

A. 输血、加快输液

B. 给予吸氧，保持呼吸道通畅

C. 应用三腔管压迫止血

D. 术前准备，急诊行分流术

E. 术前准备，急诊行断流术

12. 男性，60 岁。因肝硬化门静脉高压行脾切除加断流术，术后第 10 天突然出现剧烈腹痛、腹胀，应首先考虑为

A. 粘连性肠梗阻

B. 腹腔感染

C. 肠系膜血栓形成

D. 胃肠道穿孔

E. 肠扭转

【A3/A4 型题】

(1～3 题共用题干)

男性，65 岁，主因间断性右上腹胀痛，"丙型肝炎"病史 8 年，伴乏力、消瘦入院。查体：体温 36.5℃；全身皮肤及巩膜黄染，皮肤色素沉着明显；肝于剑突下 5cm 可触及，质韧；脾于左肋下 10cm 可触及，质韧，

无压痛；腹部叩诊鼓音，移动性浊音阴性，肠鸣音正常。辅助检查：WBC 1.00×10^9/L，RBC 2.31×10^9/L，PLT 28.00×10^9/L，食管 X 线吞钡检查呈虫蚀状改变。

1. 此病人可能存在

A. 腹壁静脉曲张

B. 食管胃底静脉曲张

C. 肝性脑病

D. 腹膜后交通支曲张

E. 直肠下端-肛管交通支曲张

2. 该病人目前的主要诊断是

A. 肝炎后肝硬化

B. 门静脉高压症

C. 胆囊炎

D. 原发性肝癌

E. 胃十二指肠溃疡出血

3. 该病人健康教育中错误的是

A. 避免过度劳累

B. 禁烟、酒

C. 少喝咖啡、浓茶

D. 用力排便使排便顺畅

E. 注意观察有无黑便，皮肤、牙龈出血等出血征兆

(4～6 题共用题干)

女性，因肝硬化引起门脉高压症，食管静脉曲张曾 3 次破裂出血。经术前充分准备后，明日在持续硬膜外麻醉下行脾切除、脾-肾静脉分流术。

4. 分流术旨在

A. 降低腹腔压力

B. 阻断侧支循环

C. 减轻下肢水肿

D. 降低门静脉压力

E. 减少腹水形成

5. 术后 24 小时内应重点观察的内容是

A. 切口疼痛

B. 生命体征

C. 尿量

D. 腹痛、便血

E. 腹腔引流液性质

6. 术后 24 小时内病人的体位应是
    A. 平卧位或低坡卧位
    B. 半卧位
    C. 俯卧位
    D. 侧卧位
    E. 不受限制

三、简答题

1. 门静脉高压症病人的临床表现有哪些？
2. 门静脉高压症病人手术前如何预防上消化道出血？
3. 简述分流术后病人的饮食注意事项。

四、病例分析题

1. 男性，67 岁，主因乏力、间断下肢水肿 10 余年，皮肤、巩膜黄染 10 天，排黑便 5 天，每天 2～3 次，1 天前呕血 50ml 入院。查体：消瘦，肝病面容，皮肤重度黄染，腹饱满，无腹壁静脉曲张，肝剑突下 9cm，肋下 7cm 可触及，质中等，脾肋下 4cm，腹部叩诊鼓音，移动性浊音可疑阳性，肠鸣音 2 次/分。辅助检查：WBC $7.12×10^9$/L，RBC $1.89×10^{12}$/L，PLT $86.00×10^9$/L。

请问：① 病人目前出现何种问题？为什么？② 该病人应如何处理？③ 如需手术，术后可能发生的并发症有哪些？

2. 男性，50 岁，主因呕血、黑便 6 小时入院。既往患肝硬化 3 年。查体：贫血貌，前胸可见 2 个蜘蛛痣，肝掌，腹平坦，腹壁静脉曲张，无胃肠型及蠕动波，上腹轻度压痛，无反跳痛、肌紧张，叩诊移动性浊音（＋），肠鸣音弱。

请问：① 本病例最可能患什么疾病？依据是什么？② 目前治疗本病常用的手术方法有哪两种？③ 病人可能出现的主要护理诊断/合作性问题有哪些？

参考答案及解析

一、名词解释

1. 门静脉高压症：是指门静脉血流受阻、血液淤滞时，引起门静脉系统压力的增高，从而引起脾大和脾功能亢进、食管胃底静脉曲张及破裂出血、腹水等一系列临床症状。

2. 分流术：是通过手术吻合血管的方法，使压力较高的门静脉血液分流到压力较低的腔静脉内，以降低门静脉内压力。可分为非选择性分流和选择性分流（包括限制性分流）两类。

3. 断流术：是在脾切除同时，阻断门奇静脉间反常血流。方式很多，有食管下端横断术、胃底横断术、食管下端胃底切除术以及贲门周围血管离断术等。

二、选择题

A1/A2 型题

1. D。门静脉高压症绝大多数是由肝炎后肝硬化或血吸虫性肝硬化引起的。

2. D。门静脉系与腔静脉系之间存在 4 个交通支：胃底-食管下段交通支、直肠下端-肛管交通支、前腹壁交通支、腹膜后交通支。其中最重要的是胃底-食管下段交通支。

3. C。门静脉高压症的病人通常会合并食管胃底静脉曲张，放置胃管可导致曲张静脉破裂，后果严重。

4. B。门静脉高压症分流术后病人应制动平卧 48 小时，避免血管吻合口破裂引起大出血。

5. A。脾切除后血小板迅速增高，有诱发血栓形成的危险。术后 2 周内每日或隔日复查一次血小板，若超过 $600\times10^9/L$，立即通知医生，协助抗凝治疗。

6. C。门静脉高压症病人肝功能受损，维生素 K 合成减少，可引起术后凝血功能障碍。

7. A。预防上消化道出血的健康指导最重要的是避免进食粗糙、干硬、带骨、油炸及辛辣的食物。

8. B。脾切除术后不宜使用维生素 K 和其他止血药物，以防血栓形成。

9. C。分流术后易诱发肝性脑病，表现为神志淡漠、嗜睡等。

10. D。分流术后不宜过早下床活动，一般需卧床 1 周，以防血管吻合口破裂出血。

11. C。肝硬化导致门脉高压，引起食管胃底静脉出血，应用三腔管压迫止血。

12. C。肠系膜血栓形成是脾切除加断流术后常见的并发症。

A3/A4 型题

1. B。病人食管 X 线吞钡检查呈虫蚀状改变提示食管胃底静脉曲张。

2. B。病人有肝炎病史，有黄疸及色素沉着，肝脾大，白细胞及血小板均低，食管 X 线吞钡检查呈虫蚀状改变，均符合门静脉高压症的表现。

3. D。不宜用力排便，以防食管胃底静脉出血。

4. D。使门静脉和腔静脉直接相通后，血液由腔静脉分流，可大大减轻门静脉压力。

5. E。分流术后应重点观察腹腔引流管中液体，如引流出大量新鲜血液，应考虑术后出血。

6. A。分流术后为预防血管吻合后破裂出血，48 小时内应取平卧位或 15°低坡卧位。

三、简答题

1. 答：①脾大，脾功能亢进。②呕血和（或）黑便。③腹水。④其他：部分病人伴肝大、黄疸、蜘蛛痣、腹壁静脉曲张、痔等。

2. 答：①病人应充分休息，适当活动，避免过于劳累，一旦出现头晕、心慌和出汗等不适，立即卧床休息。②病人应禁烟酒，少喝浓茶和咖啡。③避免进食粗糙、干硬，带骨、渣或刺，油炸及辛辣食物；食物不宜过热，以免损伤食管黏膜而诱发上消化道出血。④避免引起腹内压增高的因素，如剧烈咳嗽、打喷嚏、用力排便、提举重物等，以免诱发曲张静脉破裂。⑤术前一般不宜放置胃管，必要时选用细而软的胃管并充分涂以石蜡油，以免在置管过程中引起静脉破裂出血。⑥保持乐观、稳定的心理状态，避免精神紧张、抑郁等不良情绪。

3. 答：从流质饮食开始逐步过渡到正常饮食，保证热量供给。分流术后病人应限制蛋白质和肉类摄入，忌食粗糙、过热的食物，禁烟酒。根据血氨水平逐渐增加蛋白质摄入，必要时口服乳果糖。

四、病例分析题

1. 答：①病人可能是门静脉高压症引起的上消化道出血。根据病史、查体以及实验室检查可判断为门静脉高压症引起的上消化道出血。②绝对卧床休息，平卧，头偏向一侧，吸氧，定时监测生命体征。开通静脉通道（输液、输血），恢复血容量。纠正水电解质紊乱。止血：局部灌洗（用冰生理盐水或冰生理盐水加血管收缩剂）、药物止血、三腔管压迫止血。做好术前准备。③大出血、发热、术后膈下脓肿、肝性脑病、静脉血栓形成。

2. 答：①门静脉高压症合并消化道出血。诊断依据：肝硬化病史 3 年；典型临床表现：呕血、黑便、贫血貌、蜘蛛痣、肝掌、腹壁静脉曲张，叩诊移动性浊音（＋）。②分流术和断流术。③护理诊断/合作性问题：恐惧　与突然大量呕血、便血有关；组织灌注量改变　与食管静脉曲张破裂并发上消化道出血有关；潜在的危险性伤害　与留置三腔管有关；潜在并发症　肝性脑病；知识缺乏　缺乏有关疾病、康复、预防再出血的知识。

（薛晓燕）

第二十六章 原发性肝癌病人的护理

测试题

一、名词解释

1. 原发性肝癌   2. 伴癌综合征

二、选择题

【A1/A2 型题】

1. 下列因素中，可能成为原发性肝癌促
   进因素的是
   A. 油腻饮食
   B. 乙型肝炎病毒
   C. 亚硝胺类化学物质
   D. 酒精性肝炎
   E. 吸烟

2. 原发性肝癌病人最常见和最主要的症
   状是
   A. 发热
   B. 食欲不振
   C. 消瘦
   D. 黄疸
   E. 肝区疼痛

3. 男性，59 岁，在体检时发现 AFP 为
   600μg/L，最可能的诊断是
   A. 细菌性肝脓肿
   B. 阿米巴性肝脓肿
   C. 原发性肝癌
   D. 肝硬化合并门静脉高压
   E. 继发性肝癌

4. 女性，60 岁，肝炎 30 年。近 1 个月
   来肝区疼痛，食欲减退，进行性消
   瘦，肝呈进行性增大、质硬，触诊有
   结节，面部有蜘蛛痣，腹膨隆。应首
   先考虑的诊断是
   A. 原发性肝癌

B. 胆囊炎
C. 肝硬化
D. 胰腺炎
E. 结核性腹膜炎

5. 男性，51 岁，B 型超声检查发现肝占
   位性病变 1 周，查肝功能正常。下列
   最有助于诊断原发性肝癌的检查是
   A. r - GT
   B. MRI
   C. B - US
   D. AFP
   E. CT

6. 我国最常见的原发性肝癌是
   A. 巨块型
   B. 结节型
   C. 弥漫型
   D. 混合型
   E. 胆管细胞型

7. 治疗早期原发性肝癌最为有效的方
   法是
   A. 综合治疗
   B. 介入治疗
   C. 放射治疗
   D. 手术治疗
   E. 化学治疗

8. 肝癌的肝外血行转移多见于
   A. 骨
   B. 肺

C. 脑

D. 胰腺

E. 胆囊

9. 以下有关肝动脉插管化疗病人的护理叙述不正确的是

A. 严格无菌操作

B. 注射后用肝素液冲洗导管

C. 出现发热时应用抗菌药

D. 定期局部换药

E. 剧烈腹痛时应警惕其他部位动脉栓塞及胆囊坏死等并发症

10. 男性，60岁，诊断为原发性肝癌，行肝叶切除术后第3天，出现嗜睡、烦躁不安、黄疸、少尿等，应考虑

A. 胆汁性腹膜炎

B. 膈下脓肿

C. 肝性脑病

D. 内出血

E. 休克

11. 男性，56岁，已诊断为原发性肝癌晚期，无明显诱因突发右上腹痛，面色苍白，大汗。应首先考虑

A. 肝癌继发感染

B. 肝癌破裂出血

C. 肝肾综合征

D. 肝性脑病

E. 大量腹水形成

12. 原发性肝癌肝区疼痛的特点是

A. 烧灼痛

B. 刀割样痛

C. 间歇性隐痛

D. 间歇性或持续性钝痛、胀痛

E. 阵发性疼痛

【A3/A4 型题】

(1~3题共用题干)

女性，62岁，右季肋区疼痛2个月。CT检查：肝右叶11cm×7cm肿块，包绕压迫下腔静脉，肝左叶内多个小的低密度结节。经检查确诊为原发性肝癌，欲行肝动脉栓塞化疗。

1. 为防止导管堵塞应

A. 持续性滴注化疗药

B. 化疗后给予生理盐水维持

C. 全身性抗凝

D. 注药后应用肝素液冲管

E. 没有必要行特殊处理

2. 对病人健康指导最重要的是

A. 进食流质，少量多餐

B. 饮食营养丰富，易消化

C. 限制蛋白质摄入

D. 鼓励病人深呼吸、排痰

E. 卧床休息，减少活动

3. 肝动脉栓塞化疗后病人应采取的体位是

A. 俯卧位

B. 半卧位

C. 侧卧位

D. 平卧位

E. 卧位不受限制

(4~7题共用题干)

女性，63岁，早期肝癌，拟行肝叶切除术。

4. 术前肠道准备时护士应选择的方法是

A. 术前2天酸性液灌肠

B. 术前2天碱性液灌肠

C. 术前1天酸性液灌肠

D. 术前1天碱性液灌肠

E. 不灌肠

5. 术后2天病情平稳，病人适宜的体位是

A. 侧卧位

B. 半卧位

C. 头高足低位

D. 俯卧位

E. 不必限制体位

6. 术后指导病人避免过早活动的目的是

A. 保存体力

B. 减少能量消耗

C. 利于有效引流

D. 利于肝细胞再生　　　　　　B. 术前应用维生素 K

E. 避免肝断面出血　　　　　　C. 术前用酸性液灌肠

7. 预防肝叶切除术后出血的措施不包括　D. 术后吸氧

A. 术前使用护肝药物　　　　　E. 保持大便通畅

三、简答题

1. 简述原发性肝癌插管化疗患者的导管护理。

2. 列举原发性肝癌的主要并发症。

四、病例分析题

1. 男性，50 岁，有慢性肝炎史 21 年，肝区隐痛 2 个月，食欲减退，消瘦、乏力。查体：贫血貌，右肋缘下可触及肝，质硬，有轻度的压痛。实验室检查甲胎蛋白阳性，B 超和 CT 检查发现肝右叶 5cm 大小的硬块，肝肾功能基本正常。

请问：①该病人可能的诊断什么？②应采取何种治疗方法？③为避免术后出血和肝性脑病，术前预防措施有哪些？

2. 女性，36 岁，有慢性肝炎病史 10 年，肝区隐痛伴消瘦、乏力 2 个月。查体：巩膜轻微黄染，腹平软，移动性浊音（－）。辅助检查：CT 检查发现左右肝内多个占位，大的 8cm×10cm，肝硬化，脾大。拟诊为：①原发性肝癌；②肝炎后肝硬化失代偿期，脾大伴脾功能亢进。入院第 2 天突发剧烈右上腹痛，并扩散至下腹部，伴腹胀、面色苍白，血压88/56mmHg。

请问：①该病人应采取何种治疗方法？②入院第 2 天突发剧烈右上腹痛，并扩散至下腹部，伴腹胀、面色苍白，血压 88/56mmHg。该病人可能发生了什么并发症？如何护理？③病人经过保守治疗，腹痛缓解，血压恢复正常，但又出现神志不清，应如何护理？

参考答案及解析

一、名词解释

1. 原发性肝癌：是指恶性肿瘤源于上皮组织者，是我国常见的恶性肿瘤之一，东南沿海地区高发。

2. 伴癌综合征：指肝癌组织本身代谢异常或癌肿引起的内分泌或代谢紊乱的综合征，较少见。主要有低血糖、红细胞增多症、高胆固醇血症及高钙血症。

二、选择题

A1/A2 型题

1. B。原发性肝癌的病因和发病机制迄今未明。可能与病毒性肝炎、肝硬化、黄曲霉毒素、亚硝胺类致癌物、水土因素等密切相关。乙肝和丙肝作为肝癌的直接病因尚未得到证实，但肯定是促癌因素之一。

2. E。肝区疼痛为最常见的主要症状，约半数以上病人以此为首发症状，多呈间歇性或持续性钝痛、刺痛，主要是由于肿瘤迅速生长，使肝包膜张力增加所致，左侧卧位明显，夜间或劳累时加重。

3. C。AFP诊断标准为：对流电泳法阳性，或放射免疫法测定≥400μg/L且持续4周或AFP≥200μg/L且持续8周，并排除妊娠、活动性肝炎及生殖胚胎源性肿瘤，应考虑为肝细胞癌。

4. A。根据患者肝大、质硬，肝区疼痛及进行性消瘦等表现，考虑肝癌的可能性较大

5. D。血清甲胎蛋白（AFP）是肝癌的特异性指标，有助于诊断早期肝癌，可用于普查。

6. B。原发性肝癌按大体类型可分为结节型、巨块型、弥漫型，按组织学类型可分为肝细胞型、胆管细胞型和混合型，我国最常见的是肝细胞型和结节型。

7. D。早期手术切除是目前治疗肝癌最有效的方法。

8. B。肝外血行转移部位最多见于肺，其次是骨、脑等。

9. C。肝动脉插管化疗病人常见发热，主要是由于机体对坏死组织重吸收出现的反应，轻度发热有助于增强机体免疫力，不必处理；中度以上可加重病人消耗及肝负担，可给予解热镇痛药、激素等，一般不用抗菌药。

10. C。肝叶切除病人术后因肝被部分切除，术中有一段时间阻断肝的血液供应，故术后易出现肝性脑病。该病人符合肝性脑病的特点。

11. B。该病人符合肝癌破裂出血的特点。

12. D。肝区疼痛多呈间歇性或持续性钝痛、胀痛、刺痛。

A3/A4 型题

1. D。肝素液（25U/ml）2～3ml冲洗导管可防止导管堵塞。

2. D。鼓励病人深呼吸，必要时吸氧，利于肝细胞代谢，防止肺部感染。

3. D。术后嘱病人平卧，穿刺处沙袋加压1小时，穿刺侧肢体制动6小时，卧床休息24小时，防止局部出血形成血肿。

4. C。术前1天灌肠，减少血氨来源，禁用肥皂水，用生理盐水或酸性液灌肠。

5. B。手术后病人血压平稳可取半卧位。

6. E。术后应避免过早活动，以免术后肝断面出血。

7. B。保护肝功能，保证肝供氧量，减少氨在肠道的吸收，保持大便通畅，可以减少术后出现肝性脑病。

三、简答题

1. 答：①妥善固定；②严格遵守无菌原则；③每次注药前消毒导管，注药后用无菌纱布包扎，防止逆行感染；④注药后用肝素稀释液（25U/ml）2～3ml冲洗导管，以防导管堵塞。

2. 答：原发性肝癌的主要并发症有肝性脑病、上消化道出血、癌肿破裂出血及继发性感染。

四、病例分析题

1. 答：①可能的诊断为原发性肝癌。②主要采用手术治疗。③术前预防措施：术前充分休息，适当营养，并给予保肝药物。要全面检查肝功能和凝血功能。了解肝储备情况。术前给予维生素 K_1，改善凝血功能。术前3天口服抗菌药，如链霉素、新霉素。术前1天清

洁灌肠，减少血氨来源，禁用肥皂水灌肠，用生理盐水或酸性液灌肠。

2. 答：①肝动脉栓塞化疗。②该病人可能发生了肝癌破裂出血、急性弥漫性腹膜炎、低血容量性休克。护理措施如下：改善凝血功能；告诫病人避免做使腹内压增高的动作；加强腹痛和腹部体征的观察；一旦发生异常情况，应及时通知医生，快速补液，积极配合医生进行抢救。同时备血，做好急诊手术的准备。③根据病史，考虑该病人出现了肝性脑病。护理措施如下：常规给氧，卧床休息；给予保肝药，改善肝功能；积极预防上消化道出血；预防便秘；遵医嘱使用抗生素，预防腹腔和肺部感染；控制蛋白质摄入；避免快速利尿和大量放腹水，纠正水电解质紊乱、酸碱失衡。

（薛晓燕）

第二十七章　胆道感染与胆石症病人的护理

测试题

一、名词解释

1. Murphy 征阳性　　2. 夏柯（Charcot）三联征

二、选择题

【A1/A2 型题】

1. 关于急性胆囊炎的临床特点的描述错误的是
   - A. 饱餐或油腻饮食后易发病
   - B. 右上腹持续性疼痛，阵发性加重
   - C. Murphy 征阳性
   - D. 疼痛常放射至右肩或右背部
   - E. 多数病人伴有黄疸

2. 急性胆囊炎、胆囊结石病人急诊手术的指征不包括
   - A. 经补液抗感染治疗后症状无缓解
   - B. 并发胆囊穿孔
   - C. 并发弥漫性腹膜炎
   - D. 并发急性化脓性胆管炎
   - E. 发病在 72 小时以上

3. 胆石症病人出现胆绞痛时禁用
   - A. 东莨菪碱
   - B. 吗啡
   - C. 硫酸镁
   - D. 阿托品
   - E. 地西泮

4. 腹腔镜胆囊切除术后腹腔引流液呈黄绿色，常提示发生
   - A. 胆道出血
   - B. 急性弥漫性腹膜炎
   - C. 胆瘘
   - D. 吻合口糜烂
   - E. 感染

5. 胆道梗阻最主要的原因是
   - A. 胆汁淤滞
   - B. 胆道结石
   - C. 胆道异物
   - D. 细菌感染
   - E. 严重创伤

6. 正常成人每日分泌胆汁
   - A. 200～600ml
   - B. 400～800ml
   - C. 600～1000ml
   - D. 800～1200ml
   - E. 1200～1600ml

7. 胆道 T 管引流的病人胆道远端通畅的表现是
   - A. 腹痛和黄疸减轻，引流量增多
   - B. 体温升高，引流量正常
   - C. 上腹胀痛，引流量骤减
   - D. 黄疸消退，引流量增多，食欲无变化
   - E. 食欲好转，黄疸消退，引流量减少

8. 女性，58 岁，剑突下持续性疼痛 6 小时，伴寒战高热、黄疸，急诊行胆囊切除、胆总管探查、T 管引流术，术后观察病人排便情况的最主要目的是
   - A. 判断病人胆总管通畅情况
   - B. 判断病人肠功能恢复情况
   - C. 及时发现病人有无胃肠道出血

D. 判断病人术后饮食恢复如何

E. 判断病人对脂肪消化和吸收的能力

9. 女性，40 岁，胆道手术后，T 管引流 2 周，拔管前先试行夹管 1～2 天，夹管期间应注意观察的内容是

    A. 饮食、睡眠

    B. 腹痛、发热、黄疸

    C. 大便的颜色

    D. 引流口有无渗液

    E. 神志、血压和脉搏

10. T 管引流病人的护理措施中不正确的是

    A. 妥善固定

    B. 观察引流液的量和性质

    C. 必要时可用无菌盐水冲洗导管

    D. 通常留置 3～5 天后拔管

    E. 拔管前须试行夹管 1～2 天

【A3/A4 型题】

（1～3 题共用题干）

女性，65 岁，右上腹阵发性绞痛 4 小时，伴寒战、高热、黄疸。既往有类似发作史。查体：神志淡漠，体温 39℃，血压 80/60mmHg，脉搏 120 次/分，剑突下压痛，肌紧张，肝区叩击痛。WBC 26×10^9/L，N 92%，血清胰淀粉酶 240 索氏单位。

1. 此病人最可能的诊断为

    A. 急性胰腺炎

    B. 胆道蛔虫症

    C. 溃疡病穿孔

    D. 急性胆囊炎

    E. 急性梗阻性化脓性胆管炎

2. 目前最关键的治疗原则是

    A. 及时使用抗生素

    B. 应用肾上腺皮质激素

C. 及时用升压药

D. 紧急行胆道减压手术

E. 及时补充血容量

3. 若此病人采用手术治疗，预计病人术后引流管至少留置

    A. 1 天

    B. 3 天

    C. 7 天

    D. 14 天

    E. 30 天

（4～6 题共用题干）

女性，34 岁，右上腹疼痛不适 4 个月余，2 小时前进油腻饮食后右上腹部突发疼痛逐渐加重，并伴有恶心、呕吐、发热。查体：体温 37.9℃，血压 120/70mmHg，脉搏 98 次/分，右上腹压痛，肌紧张，WBC 14×10^9/L，N 75%。

4. 首先给病人采取的措施是

    A. 解痉止痛

    B. 营养支持

    C. 纠正体液平衡

    D. 禁食、胃肠减压

    E. 控制感染

5. 考虑病人最可能患有的疾病是

    A. 消化道穿孔

    B. 急性胆囊炎、胆囊结石

    C. 急性胰腺炎

    D. 重症胆管炎

    E. 慢性胆囊炎

6. 为进一步明确诊断，首选的辅助检查是

    A. CT

    B. 血淀粉酶

    C. 腹平片

    D. B 超

    E. MRI

三、简答题

1. 简述腹腔镜胆囊切除术后的护理。

2. 简述急性化脓性胆管炎的处理原则。

四、病例分析题

1. 女性，56 岁，因右上腹持续性疼痛不适 10 小时入院。查体：T 37.0℃，P 80 次/分，R 20 次/分，BP 120/80mmHg。神志清，右上腹压痛，无反跳痛及肌紧张。B 超示胆囊壁增厚、囊腔内可见 2.5cm 强回声。

请问：①针对目前病情，应用哪些措施可缓解病人疼痛？②目前护理观察的重点是什么？

2. 女性，62 岁，右上腹闷胀不适 8 个月，伴发热、恶心、黄疸 3 天入院。病人 3 年前经 B 诊断为胆囊结石，曾自行服用中药排石治疗。查体：T 39.5℃，P 118 次/分，R 28 次/分，BP 85/60mmHg。神志模糊，烦躁、皮肤巩膜黄染，腹部膨隆，右上腹压痛、伴反跳痛及肌紧张，Murphy（＋）。WBC 20.7×10^9/L。

请问：①病人目前出现何种问题？依据是什么？②目前护理措施有哪些？

参考答案及解析

一、名词解释

1. Murphy 征阳性：将左手平放于病人右肋下，以拇指指腹置于右肋下胆囊点，嘱病人缓慢深吸气，如突然出现吸气暂停，称为 Murphy 征阳性。

2. 夏柯（charcot）三联征：当胆道梗阻或继发感染时，病人出现腹痛、寒战高热、黄疸，称为夏柯（Charcot）三联征。

二、选择题

A1/A2 型题

1. E。急性胆囊炎的表现包括腹痛、发热、右上腹部有压痛和肌紧张、Murphy 征阳性等。仅部分病人有轻度黄疸。

2. E。急性胆囊炎、胆囊结石病人急诊手术指征包括：采用非手术治疗后，症状无缓解；或病情反而加重，全身中毒症状更加明显，局部压痛、肌紧张明显并有高张力性包块；或出现胆囊积脓、坏疽、穿孔等并发症时应尽早手术治疗。通常发病在 72 小时以内。

3. B。因吗啡可加重 Oddi 括约肌痉挛，使梗阻症状加重。

4. C。胆道出血会出现腹腔引流液呈血性，或心率增快、血压下降等表现；弥漫性腹膜炎、感染会出现腹痛、发热；而腹腔引流液呈黄绿色常提示发生胆瘘。

5. B。胆道结石是造成胆道梗阻最主要的原因，其他均是次要原因。

6. D。正常成人每日分泌胆汁 800～1200ml。

7. E。胆道 T 管引流的病人胆道远端通畅则胆汁可以顺利进入肠道，病人表现为食欲好转，黄疸消退，引流量减少。

8. A。如果胆道远端通畅，则胆汁能够进入肠道，病人食欲好转，大便为黄软便，否则出现陶土便。

9. B。夹管期间应注意病人是否因为胆汁排出不畅出现胆汁性腹膜炎或梗阻性黄疸等。

10. D。胆道引流管应当保持固定、通畅，并观察引流情况，拔管前夹管观察 1～2 天，通常情况下不冲洗。一般需要放置 2 周左右。

A3/A4 型题

1.E。病人有典型夏柯三联征表现，且血压偏低，脉压变小，心率增快，神志淡漠，处于休克前期，首先考虑为急性梗阻性化脓性胆管炎。

2.D。急性梗阻性化脓性胆管炎最关键的治疗原则是紧急行胆道减压手术，以挽救生命。

3.D。病人需要放置 T 管，通常需要 2 周左右。

4.A。病人目前腹痛剧烈，首先应该给予解痉止痛治疗。

5.B。病人进油腻饮食后发病，右上腹压痛伴反跳痛，白细胞升高，考虑患有急性胆囊炎、胆囊结石。

6.D。B 超是确诊胆结石、胆囊炎的首选检查手段。

三、简答题

1. 答：待全身麻醉清醒血压平稳后改为半卧位，6 小时后可起床活动。术后 6 小时即可进食，以流食、半流食过渡到低脂饮食。低流量吸氧，鼓励病人深呼吸，促进体内 CO_2 的排出。伤口如无渗血、渗液无须特殊处理。如病人出现腹痛、腹胀、发热、黄疸等情况，或引流量增多、颜色呈黄绿色，应及时报告医生处理。

2. 答：应紧急手术解除胆道梗阻并减压引流。手术前应积极防治休克：纠正水、电解质和酸碱平衡紊乱，给予有效足量的抗生素、肾上腺皮质激素、维生素，及时使用多巴胺等扩张血管的药物，防治急性呼吸衰竭和肾衰竭等。手术是以切开减压并引流胆管，挽救生命为主要目的。

四、病例分析题

1. 答：①卧床休息，采取舒适体位；禁食、胃肠减压、补液；如果疼痛剧烈，可给予解痉止痛、消炎利胆药物，不可使用吗啡止痛。②腹部症状和体征以及全身感染表现。

2. 答：①急性梗阻性化脓性胆管炎、休克前期。依据：老年女性，既往有胆总管结石病史，出现腹痛、寒热及黄疸等胆管炎表现，脉搏、呼吸增快，脉搏缩小，四肢湿冷，皮肤发花，有腹膜刺激征，Murphy 征（＋）。②护理措施：立即开放静脉，补充液体，纠正休克，遵医嘱应用抗菌药物，观察病情变化，尽快进行术前准备。

（张琳娜）

第二十八章　胰腺癌病人的护理

测试题

一、名词解释

Whipple 术

二、选择题

【A1/A2 型题】

1. 早期胰腺癌首选的治疗方法是
   A. 胰十二指肠切除术
   B. 化疗
   C. 放疗
   D. 栓塞治疗
   E. 中西医结合治疗

2. 胰头癌病人最主要的表现是
   A. 腹痛
   B. 黄疸
   C. 腹胀
   D. 发热
   E. 呕吐

3. 胰腺癌最常见的首发症状是
   A. 黄疸
   B. 消瘦、乏力
   C. 发热
   D. 上腹痛和上腹饱胀不适
   E. 食欲不振

4. 男性，48 岁，吸烟 20 年，患糖尿病 10 年，近 1 个月来出现消瘦、上腹部不适；体格检查无阳性发现；辅助检查：胆红素升高，肝功能轻度异常，B 超显示胆管扩张、胰头增大。为确定诊断，最佳的检查方法是
   A. 上消化道造影
   B. CT
   C. MRI
   D. ERCP
   E. PTC

5. 胰腺癌的好发部位是
   A. 胰体、胃部
   B. 胰头
   C. 胰颈、体部
   D. 全胰腺
   E. 胰尾部

6. 胰腺癌最常见的组织学类型为
   A. 导管细胞腺癌
   B. 黏液癌
   C. 腺鳞癌
   D. 囊腺癌
   E. 腺泡细胞癌

【A3/A4 型题】

(1～3 题共用题干)

女性，48 岁，近 2 个月来出现消瘦、乏力、巩膜黄染。查体：一般情况良好，皮肤轻度黄染。辅助检查：B 超显示胆管扩张、胰头占位。诊断为胰腺癌。行胰头十二指肠根治性切除术。

1. 该病人术前饮食应是
   A. 高蛋白质、高脂肪、高糖和高纤维素
   B. 高蛋白质、低脂肪、高糖和高纤维素
   C. 低蛋白质、高脂肪、高糖和高纤

维素

D. 低蛋白质、低脂肪、高糖和高纤维素

E. 低蛋白质、低脂肪、低糖和高纤维素

2. 术前准备中不包括
A. 术前1天给流质
B. 口服抗生素
C. 皮肤护理
D. 备三腔管
E. 术前晚灌肠

3. 术后早期应严密观察生命体征和病情变化的原因是
A. 病情危重
B. 病人一般情况较差
C. 手术创伤严重
D. 病人肝功能较差
E. 病人肾功能较差

（4～5题共用题干）

男性，60岁，进行性黄疸2个月。诊断为胰头癌，行胰十二指肠切除术。术后第5天突然出现发热，全腹剧烈疼痛，腹胀、腹肌紧张，腹腔引流液淀粉酶升高，伤口局部流出清亮液体。

4. 此病人最可能出现
A. 胆瘘
B. 胰瘘
C. 胆囊穿孔
D. 膈下脓肿
E. 术后急性胆管炎

5. 目前最合适的处理方法是
A. 立即手术修补瘘口
B. 保持胃肠减压通畅
C. 补液、抗生素治疗
D. 在瘘口周围置管吸引及行腹腔引流术
E. 中心静脉置管，TPN

三、简答题

1. 胰腺癌病人术后应观察哪些内容？
2. 简述胰腺癌病人术后健康教育的内容。

四、病例分析题

1. 女性，50岁，曾有吸烟、糖尿病史，近1个月来出现消瘦、上腹部不适。体格检查无阳性发现。辅助检查：胆红素升高，肝功能轻度异常，B超显示胆管扩张、胰头增大。诊断为胰腺癌，准备行手术治疗。

请问：①术前应如何改善病人的营养状态？②术前如何做好肠道准备？

2. 男性，59岁，近2个月来，上腹部隐痛，巩膜、皮肤日渐黄染，皮肤瘙痒，纳差，便稀，乏力。体重减轻10kg。体检：消瘦，巩膜、皮肤明显黄染，肝肋下5cm，边缘钝，质中，无结节，无触痛，胆囊及脾均未触及，无移动性浊音。初步诊断为胰头癌。

请问：①该病人出现黄疸的原因是什么？②主要治疗方法是什么？

参考答案及解析

一、名词解释

Whipple术：即胰头十二指肠切除术，是胰腺癌最常用的手术方式。切除范围包括胰头、远端胃、十二指肠、上段空肠、胆囊和胆总管，同时清除相关淋巴结，再将胰、胆管、胃与空肠吻合，重建消化道。

二、选择题

A1/A2 型题

1.A。手术治疗是胰腺癌最主要的治疗方式，最常用的术式是胰十二指肠切除术。

2.B。当癌肿发生于胰头时，因胆总管受阻，病人出现梗阻性黄疸，这是胰头癌病人最主要的表现。

3.D。由于肿块使胰管或胆管部分梗阻，造成胰管及胆道压力增高，出现持续且进行性加重的上腹部闷胀不适、隐痛、钝痛、胀痛，可放射至腰背部。因此，胰腺癌最常见的首发症状是上腹痛和上腹饱胀不适。

4.D。该病人出现消瘦、上腹部不适，胆红素升高，肝功能轻度异常，提示胆管受阻；B超显示胆管扩张、胰头增大，提示可能为胰头部位病变。此时采用 ERCP，可以明确梗阻的部位。

5.B。胰头癌是胰腺癌中最常见的一种，占胰腺癌的 70％～80％，其次为体、尾部。

6.A。胰腺癌包括胰头癌、胰体尾癌和胰腺囊腺癌。组织类型以导管细胞腺癌多见，占90％，其次为黏液癌和腺鳞癌，囊腺癌和腺泡细胞癌少见。

A3/A4 型题

1.B。该病人为胰腺癌，术前应增加营养，但因胰液排出受阻，不宜高脂肪饮食。

2.D。三腔管用于门静脉高压症并发上消化道出血病人。

3.C。胰十二指肠切除术切除范围包括胰头、远端胃、十二指肠、上段空肠、胆囊和胆总管，同时清除相关淋巴结，手术范围大、创伤重，术后应严密观察病情变化。

4.B。该病人出现明显腹膜炎表现，腹腔引流液中淀粉酶升高，考虑应为胰液进入腹腔引起的腹膜炎，同时伤口局部流出清亮液体，应为胰液。

5.D。胰瘘时应予以持续负压引流，保持引流装置有效。用氧化锌软膏保护周围皮肤，多可自愈。

三、简答题

1.答：密切观察生命体征变化、伤口渗血、渗液及引流液量。如果出现脉搏增快、血压下降、面色苍白等休克症状，引流量较多且呈血性时，应及时通知医师进行处理，并做好急救准备，出血量大者需手术止血。定时监测血糖、尿糖和酮体水平。

2.答：①定期返院复查，遵医嘱全面治疗。②饮食宜少量多餐，予以高蛋白质、高糖、低脂肪饮食。继发糖尿病者，嘱进糖尿病饮食，并监测血糖、尿糖。③凡是再次出现腹部不适、消化不良症状，要及时就诊。④加强全民保健意识。重视早期症状，40 岁以上短期出现持续性上腹疼痛、闷胀、食欲明显减退，消瘦，应及时就诊。

四、病例分析题

1.答：①提供高蛋白质、高热量、低脂和丰富维生素的饮食，给予肠内、外营养或输注人体清蛋白等改善营养状况。有黄疸者，静脉补充维生素 K。营养支持治疗期间，应注意观察病人与营养相关的检测指标和人体测量指标，如血清蛋白质水平、皮肤弹性、体重等，以了解治疗效果。②术前 1 天给流质并口服抗生素，如新霉素或庆大霉素，术前晚灌肠，以减少术后腹胀和并发症的发生。

2. 答：①该病人因癌肿阻塞胆总管，造成梗阻性黄疸。②主要治疗方法为手术治疗，主要术式为胰头十二指肠切除术。对不能手术切除或不能耐受手术的病人，可行姑息手术。另可采用放疗、化疗、免疫疗法、中药等。

（张燕京）

第二十九章 周围血管疾病病人的护理

测试题

一、名词解释

1. 间歇性跛行　　2. 静息痛

二、选择题

【A1/A2 型题】

1. 下列情况中与下肢静脉曲张的发病无关的是
   A. 静脉壁薄弱
   B. 长期站立
   C. 妊娠
   D. 慢性胆囊炎
   E. 下肢静脉管腔狭窄

2. 下列最容易发生下肢静脉曲张的人群是
   A. 搬运工
   B. 记者
   C. 推销员
   D. 游泳运动员
   E. 歌唱演员

3. 下肢静脉曲张病人最主要的临床表现是
   A. 肢端坏死
   B. 下肢酸胀乏力
   C. 久站足部水肿
   D. 下肢静脉迂曲、隆起
   E. 足部皮肤苍白、发冷、肌肉萎缩

4. 确定下肢静脉曲张病人能否进行大隐静脉剥脱术的重要血管检查是
   A. Pratte 试验
   B. 波氏试验
   C. 曲氏试验Ⅰ
   D. 曲氏试验Ⅱ

   E. Buerger 征

5. 可能影响曲氏试验Ⅰ检查结果可靠性的是
   A. 交通静脉瓣膜功能不全
   B. 深静脉瓣膜功能不全
   C. 大隐静脉瓣膜功能不全
   D. 小隐静脉瓣膜功能不全
   E. 深静脉血栓形成

6. 进行曲氏试验Ⅱ的目的是判断
   A. 深静脉是否通畅
   B. 小隐静脉瓣膜功能
   C. 大隐静脉瓣膜功能
   D. 交通静脉瓣膜功能
   E. 交通静脉是否通畅

7. 下肢静脉曲张病人最容易出现小腿慢性溃疡的部位是
   A. 足背部
   B. 足靴区
   C. 足底部
   D. 大腿外侧
   E. 膝盖下方

8. 大隐静脉高位结扎剥脱术后，护士应指导病人
   A. 患肢平放
   B. 早期下床活动
   C. 弹力绷带包扎 3 天
   D. 弹力绷带包扎得越紧越好
   E. 弹力绷带由近心端向远心端包扎

9. 有利于预防下肢静脉曲张发生的行为是
   A. 久站或久坐
   B. 坐时双腿交叉
   C. 穿紧身内裤
   D. 减少下肢运动
   E. 坚持应用弹力袜或弹力绷带

10. 血栓闭塞性脉管炎好发于
    A. 儿童
    B. 青壮年男性
    C. 青壮年女性
    D. 更年期女性
    E. 老人

11. 血栓闭塞性脉管炎的病因中最重要的外因是
    A. 吸烟
    B. 寒冷的生活环境
    C. 潮湿的生活环境
    D. 患肢损伤
    E. 性激素紊乱

12. 血栓闭塞性脉管炎的病变主要位于
    A. 大中动脉
    B. 大中静脉
    C. 中小动静脉
    D. 中小静脉
    E. 小动静脉

13. 血栓闭塞性脉管炎病人局部缺血期的特征性临床表现是
    A. 静息痛
    B. 肢体坏疽
    C. 间歇性跛行
    D. 足背动脉搏动消失
    E. 皮肤干燥变薄

14. 血栓闭塞性脉管炎病人营养障碍期的典型临床表现是
    A. 静息痛
    B. 皮肤温度降低
    C. 患肢麻木、怕冷
    D. 溃疡形成
    E. 屈膝抚足而坐

15. 在对血栓闭塞性脉管炎病人进行护理评估时，应重点评估的最突出的症状是患肢
    A. 疼痛
    B. 溃疡
    C. 趾甲增厚变形
    D. 肌肉萎缩
    E. 皮肤干燥变薄

16. 高压氧舱疗法治疗血栓闭塞性脉管炎最主要的作用是
    A. 止痛
    B. 降低血压
    D. 缓解血管痉挛
    C. 促进侧支循环形成
    E. 增加组织供氧，促进溃疡愈合

17. 下列血栓闭塞性脉管炎病人的治疗护理措施中不正确的是
    A. 戒烟
    B. 高压氧治疗
    C. 术前改善营养状况
    D. 术后患肢抬高 30°
    E. 扩血管和抗凝治疗

18. 硬化剂治疗后的护理措施中正确的是
    A. 患肢平放
    B. 严格卧床 1 周
    C. 立即开始患肢主动运动
    D. 局部压迫 24 小时
    E. 从注射处近侧向踝部均匀螺旋式缠绕弹力绷带

【A3/A4 型题】
(1～3 题共用题干)
男性，38 岁，因血栓闭塞性脉管炎入院，准备接受人工血管搭桥手术治疗。

1. 护士在术前指导病人进行患肢护理的内容中正确的是
   A. 每天坚持跑步锻炼
   B. 减少每日吸烟数量
   C. 热水泡脚时先用患足试水温

D. 可将热水袋放在腹部为患肢取暖

E. 皮肤有溃疡或感染时可自己涂抹抗生素药膏处理

2. 手术后，护士对病人病情观察的下列内容中，最重要的是患肢

A. 有无疼痛

B. 有无伤口感染

C. 皮肤有无红肿

D. 是否能正常活动

E. 动脉搏动是否减弱或消失

3. 护士对病人进行出院指导的内容中正确的是

A. 最好穿胶底鞋

B. 坚持 Buerger 运动

C. 使用碱性肥皂清洁足部皮肤

D. 可根据自身感觉调整抗凝剂用量

E. 若有出血倾向，应立即服用足量止血药

三、简答题

1. 简述 Buerger 运动方法的内容。

2. 如何指导病人穿弹力袜及绑弹力绷带？

四、病例分析题

1. 女性，49 岁，农民，右下肢浅静脉扩张迂曲 27 年，诊断为下肢静脉曲张而入院。体检：右下肢内侧浅静脉呈明显团状曲张，局部皮肤破溃、瘙痒。

请问：①如何做大隐静脉瓣膜功能试验？②如需手术，需做好哪些术前准备？

2. 男性，42 岁，吸烟 20 年，每天 30 支左右，冷库工作 10 年。近来，右小腿持续性剧烈疼痛，不能行走，夜间加重，到医院就诊。体检：右小腿皮肤苍白，肌萎缩，足背动脉搏动消失。诊断为血栓闭塞性脉管炎。

请问：①该病人可能的发病原因是什么？②应如何保护患肢？

参考答案及解析

一、名词解释

1. 间歇性跛行：是指病人行走一段距离后患肢出现疼痛，继续行走则加重，休息几分钟后疼痛缓解，可继续行走，之后又出现疼痛。

2. 静息痛：是指在患肢动脉完全闭塞而又无侧支代偿时，患肢即使处于休息状态仍疼痛不止，夜间尤甚。

二、选择题

A1/A2 型题

1. D。静脉壁软弱、静脉瓣膜缺陷以及浅静脉内压力升高是主要的致病原因。前两者与遗传因素有关，后者与血柱重力增加有关，如长期站立工作、重体力劳动、妊娠、慢性咳嗽或习惯性便秘等，都可使瓣膜承受过度压力，逐渐松弛破坏。下肢静脉管腔狭窄可增加下肢静脉血柱压力，导致继发性下肢静脉曲张。

2. A。搬运工工作时负重较大，腹压增加，影响下肢静脉血液回流，最终静脉瓣膜被破坏，静脉迂曲扩张。其他人群的工作性质则对下肢静脉影响较小。

3.D。选项 B、C 和 D 都常见于下肢静脉曲张病人，但静脉迂曲隆起是最主要的表现。A 和 E 多见于动脉性疾病。

4.B。深静脉不通畅的病人不能进行大隐静脉剥脱术，否则术后下肢静脉回流会受阻，而波氏试验可帮助确定深静脉是否通畅。

5.A。若交通静脉瓣膜功能不良，静脉血会从深静脉经交通静脉回流到大隐静脉，导致大隐静脉自上而下迅速充盈，造成大隐静脉瓣膜功能不良的错误判断。

6.D。曲氏试验Ⅱ可检查交通静脉瓣膜功能是否正常。

7.B。下肢静脉瓣膜和静脉壁距离心脏越远其强度越差，但静脉压力却是离心脏越远越高。当小腿肌肉收缩时，足靴区静脉所承受的压力更高，容易发生瓣膜关闭不全，因此静脉性溃疡常特征性地出现于该区。

8.B。大隐静脉高位结扎剥脱术后，护士应指导病人患肢抬高 30°，以促进静脉回流。鼓励病人在手术 24～48 小时后下床行走。用弹力绷带包扎患肢 1 个月以上，由远心端向近心端包扎，松紧应适度。

9.E。为了预防下肢静脉曲张的发生，应经常变换姿势，避免久坐久站，避免穿紧身内裤，以免影响下肢静脉回流。坚持适当运动，促进下肢血液循环。坚持应用弹力袜或弹力绷带，避免静脉迂曲扩张。

10.B。血栓闭塞性脉管炎好发于青壮年男性，其发病可能与性激素有关。

11.A。尼古丁可使血管收缩及动脉痉挛，也可造成坏疽，是血栓闭塞性脉管炎最重要的外因。

12.C。血栓闭塞性脉管炎好发于中小动静脉。

13.C。由于患肢动脉供血不全，病人可出现间歇性跛行。皮肤干燥变薄、静息痛和足背动脉搏动消失多出现在营养障碍期。坏疽期则可出现肢体坏疽。

14.A。静息痛是营养障碍期的典型表现。患肢皮肤温度降低、麻木和怕冷常出现在局部缺血期。坏疽期病人可出现患肢溃疡，常因疼痛而屈膝抚足而坐。

15.A。血栓闭塞性脉管炎病人最突出的症状是患肢疼痛，因此护士应重点对病人疼痛进行评估。

16.E。高压氧舱疗法可增加肢体的组织供氧，对促进溃疡的愈合有一定作用。

17.D。动脉手术后患肢应平放，以免肢端供血不足。

18.C。硬化剂治疗后，从踝部到注射处近侧均匀螺旋式缠绕弹力绷带，并立即开始患肢主动活动。大腿部位病变需要压迫约 1 周时间，小腿部位病变约需 6 周。

A3/A4 型题

1.D。血栓闭塞性脉管炎病人应避免患肢剧烈运动，以免肢端供血不足。病人应严格戒烟，以免烟碱刺激使血管收缩。用水温计或手去试泡脚水的温度，勿用脚趾，以免烫伤。若要使四肢保暖，应将热水袋放于腹部，使血流增加，反射性扩张四肢血管，避免热水袋直接接触患肢造成烫伤。皮肤有溃疡时应及时就诊，不可自行处理，以免感染蔓延。

2.E。所列选项都应重点观察，但由于是动脉手术，术后患肢动脉血供情况更加重要。患肢若出现剧烈疼痛、麻木、苍白、皮肤温度下降、动脉搏动减弱或消失，应怀疑是否有患肢动脉供血不良。

3.B。出院后病人应避免穿胶底鞋，以防真菌等感染。坚持 Buerger 运动，改善患肢血供，促进侧支循环建立。用中性肥皂清洁足部皮肤，防止皮肤干燥、龟裂。应用抗凝剂时应严格按照医嘱执行，不可自行减药或停药。若有出血倾向，不能随意应用止血药，以免血栓形成。

三、简答题

1. 答：病人平卧，抬高双下肢 $45°$～$60°$，维持 1～2 分钟，直到脚部发白，有痛感；再坐起，双腿自然下垂，脚跟着地，做踝关节伸屈和左右摆动，以及足趾伸展和内收活动，持续 2～3 分钟，此时脚部应该变为粉红色；然后病人平卧，盖被休息 2 分钟。每次活动 20 分钟，每天 3～4 次。

2. 答：①在病人腿部肿胀消退之后，卧床测量踝部和小腿的周径，以及膝下 1 寸（短袜）或腹股沟下 1 寸（长袜）至足底的长度，根据测量结果选择合适的弹力袜。②穿戴前应使静脉排空，以清晨起床前为宜。③弹力绷带包扎从肢体远端开始，逐渐向近端螺旋缠绕。④先将弹力袜从袜口卷到足趾，把脚尖伸入，然后以拇指为导引逐渐向上展开袜筒，使袜子平整、无皱褶。⑤松紧以能将一个手指伸入为宜。⑥坚持每日使用或遵医嘱。⑦观察肢端皮肤色泽、感觉和肿胀情况，以判断效果。

四、病例分析题

1. 答：①病人平卧，抬高患肢使下肢静脉排空，在大腿上端绑扎止血带，以阻断大隐静脉；让病人站立，松开止血带，若曲张静脉自上而下迅速充盈（<10 秒），表示大隐静脉瓣膜功能不良。②常规术前检查，明确手术耐受力；患肢抬高，减轻局部症状；皮肤准备；药物敏感试验；心理准备；讲解术后注意事项；指导使用弹力袜等。

2. 答：①发病原因：男性、吸烟、阴冷环境工作等。②注意防潮、保暖；适当运动；修剪趾甲时避免损伤皮肤；不要赤脚走路；选择合脚的鞋；避免搔抓皮肤造成开放性伤口；用中性肥皂，以润滑液按摩皮肤，防止皮肤干燥、龟裂；每天温水洗脚，更换鞋袜并让其通风；不穿胶底鞋，以防真菌等感染。当皮肤有溃疡或感染时应及时就诊，不可自行处理，以免感染蔓延。

（张燕京　庞　冬）

第三十章 泌尿系统损伤病人的护理

测试题

一、名词解释

1. 腹膜内型膀胱破裂　　2. 肾挫伤

二、选择题

【A1/A2 型题】

1. 肾损伤非手术治疗护理措施错误的是
   A. 注意腹痛的变化
   B. 观察体温变化
   C. 注意血尿情况
   D. 早期起床活动
   E. 定时观察生命体征

2. 以下关于肾损伤临床表现的描述错误的是
   A. 有腰部疼痛和肿块
   B. 不会引起腹痛或腹膜刺激征
   C. 肾裂伤可发生失血性休克
   D. 肾挫伤一般不会发生休克
   E. 多为肉眼血尿，肾实质裂伤时血尿更明显

3. 尿道损伤病人出现休克的常见原因是
   A. 失血性休克
   B. 感染性休克
   C. 神经源性休克
   D. 合并心力衰竭
   E. 疼痛性休克

4. 尿道挫伤后出现排尿困难的主要因素是
   A. 膀胱逼尿肌无力
   B. 局部血肿压迫尿道
   C. 精神紧张
   D. 尿道断裂
   E. 尿道水肿和尿道括约肌痉挛

5. 男性，30 岁，不慎从约 3m 高处跌下，骑跨于铁栏杆上，伤后尿道流血，会阴皮肤青紫、肿痛，此伤员最大的可能是
   A. 尿道前列腺部损伤
   B. 尿道球部损伤
   C. 尿道阴茎部损伤
   D. 尿道膜部损伤
   E. 膀胱破裂

6. 男性，15 岁，因车祸致右侧腹部及右下胸部撞伤 3 小时。查体：神志清，T 37℃，BP 80/60mmHg，P 120 次/分。右侧腹部压痛，有轻度反跳痛及肌紧张，血白细胞 20×10^9/L。尿常规示：红细胞每高倍镜下 20 个，正确的急救处理是
   A. 密切观察
   B. 输血、输液
   C. 抗休克的同时，立即剖腹探查
   D. 大剂量抗菌药物治疗
   E. 应用 20% 甘露醇静脉注，密切观察尿液的改变

7. 男性，45 岁，4 小时前从 3m 高处跌下，右腰部撞到石块上，无昏迷，血压正常，感到左腰部疼痛伴轻压痛，尿常规示：红细胞每高倍镜下 5～10 个。最可能的诊断是
   A. 肾挫伤

B. 肾部分裂伤

C. 肾全层裂伤

D. 肾蒂断裂

E. 肾蒂伤伴输尿管损伤

8. 女性，58岁，车祸造成腹部、骨盆损伤，考虑为开放性膀胱破裂，护士首先要采取的急救护理措施是

  A. 留置导尿

  B. 进行手术前准备

  C. 积极止痛

  D. 准备抗休克药物

  E. 给予抗生素抗感染

9. 女性，24岁，尿道损伤后并发尿潴留，护士顺利为其插入导尿管后，下一步的处理措施是

  A. 留置尿管2～4周

  B. 导出尿液后立即拔出导尿管

  C. 拔除尿管改为耻骨上膀胱造瘘

  D. 切开会阴，探查尿道

  E. 留置导尿管并做耻骨上膀胱造瘘

10. 男性，52岁，下腹部外伤3小时。病人出现下腹隐痛伴排尿困难，试插尿管可顺利进入膀胱，注入200ml生理盐水后仅抽出50ml，此种情况应首先考虑

  A. 膀胱挫伤

  B. 膀胱破裂

  C. 前尿道损伤

D. 后尿道损伤

E. 输尿管损伤

【A3/A4型题】

（1～3题共用题干）

女性，35岁，右腰部撞伤2小时，局部疼痛、肿胀，有淡红色血尿，疑有右肾挫伤，行保守治疗。

1. 该病人首选的确诊检查方法是

  A. 尿常规

  B. 血常规

  C. B超检查

  D. X线平片

  E. MRI

2. 该病人问护士何时可离床活动，正确的回答是

  A. 1周后

  B. 2～4周后

  C. 5～6周后

  D. 血尿消失后

  E. 体力恢复时

3. 下列处理措施中不需要的是

  A. 尽早使用利尿剂，防止肾衰竭

  B. 观察尿液颜色及腰腹部肿块大小

  C. 建立静脉通道，补液与止血

  D. 观察生命体征变化

  E. 绝对卧床休息，避免下床活动

三、简答题

1. 简述肾损伤病人的健康指导内容。

2. 简述耻骨上膀胱造瘘病人的护理措施。

四、病例分析题

1. 男性，30岁，不慎从脚手架上坠落，会阴部撞击在脚手架上，感到局部疼痛、肿胀，尿道口滴血，半小时后急诊入院。查体：P 90次/分，R 20次/分，BP 110/70mmHg，下腹膨隆。B超示膀胱充盈。导尿管不能插入。

请问：①病人目前出现了何种问题？②应如何处理？③目前的护理措施有哪些？

2. 女性，25岁，因车祸致右腰部撞伤1小时入院。查体：BP 70/50mmHg，P 110次/分，腹平软，无压痛及反跳痛，无移动性浊音，右腰部膨隆，有明显压痛。导尿有黄色透明液约

200ml，经快速输液、输血治疗后病情无好转，血压继续下降。

请问：① 病人目前出现何种问题？②如何治疗？③目前的急救护理措施有哪些？

参考答案及解析

一、名词解释

1. 腹膜内型膀胱破裂：当膀胱充盈超出耻骨联合至下腹部，下腹部受撞击、踢踏、挤压，出现膀胱破裂，通常伴有腹膜破裂，尿液可流入腹膜腔，此为腹膜内型膀胱破裂。

2. 肾挫伤：是指肾包膜及肾盂黏膜均完整，损伤仅局限于部分肾实质，出现肾瘀斑和（或）包膜下血肿，临床上最多见。

二、选择题

A1/A2 型题

1. D。肾质地脆，过早离床活动，可能诱发再次出血，故应绝对卧床休息2～4周。

2. B。肾损伤如出现后腹膜破裂，血液和尿液进入腹膜腔导致腹膜炎，会引起腹痛或腹膜刺激征。

3. A。骨盆骨折引起尿生殖膈移位，产生剪切力，易出现膜部尿道断裂。骨盆腔内有大量的蔓状静脉丛，其骨折易引起血管损伤、大出血而导致休克的发生。

4. E。尿道挫伤后尿道水肿和尿道括约肌痉挛可导致腔道变窄乃至闭塞，可出现排尿困难甚至尿潴留的表现。

5. B。骑跨伤最易导致尿道球部损伤。

6. C。病人外伤后出现休克表现，尿内大量红细胞，考虑严重肾损伤，因此应在纠正休克的同时立即剖腹探查。

7. A。高处跌下，右腰部撞到石块上，无昏迷，血压正常，感到左腰部疼痛伴轻压痛，尿常规示红细胞每高倍镜下5～10个。说明出血量少，病情轻，应考虑肾挫伤。

8. D。腹部、骨盆的严重损伤导致开放性膀胱破裂，容易因创伤及大出血而引起低血容量性休克，首要的急救护理措施应准备抗休克药物。

9. A。尿道损伤病人如能插入尿管，证明尿道未完全断裂，治疗上应予留置尿管2～4周。

10. B。该项检查为导尿试验，阳性结果考虑膀胱破裂。

A3/A4 型题

1. C。已知有血尿的肾损伤病人，首选的辅助检查为B超检查。

2. B。肾挫伤病人为避免其过早离床致肾损伤加重，应嘱其绝对卧床休息2～4周。

3. A。肾损伤病人使用利尿剂与防止肾衰竭没有必然的联系。

三、简答题

1. 答：肾损伤病人的健康指导为：①嘱病人伤后绝对卧床休息2～4周，以防止活动后损伤加重而导致再次大出血。②嘱病人出院后3个月内不宜参加体力劳动或进行竞技运动，但可适当轻微活动。③对于行肾切除的病人，嘱其平时不要服用对肾功能有损害的药物。

④定期复查。

2. 答：①妥善固定引流管，避免脱出。②保持引流管通畅，必要时可用无菌生理盐水冲洗。③鼓励病人多饮水，定期换药及更换引流袋，避免感染。④注意观察引流液的量、色、性状及气味。引流管通常放置 10 天后左右拔除，拔管前先行夹管试验，证明尿道排尿通畅，方可拔管。必要时应先间断夹管，训练膀胱肌排尿、储尿功能，避免发生膀胱肌无力。拔管后，造瘘口局部用凡士林纱布覆盖，无菌敷料包扎即可自愈。

四、病例分析题

1. 答：①病人可能因骑跨伤致尿道球部损伤。男性前尿道大部分外露，可直接受伤。从高处跌下并骑在硬物上，尿道球部被挤压在硬物与耻骨弓之间，会造成典型骑跨伤。②处理原则：防治休克及感染；引流尿液及尿外渗；恢复尿道的连续性；预防尿道狭窄的发生。该病人不能插入导尿管，应先做耻骨上膀胱穿刺造瘘，之后行尿道修补术。③监测病情变化，尤其是生命体征的变化。建立两条输液通路，补液、输血以防治休克。配合医师行耻骨上膀胱造瘘术。遵医嘱应用镇静止痛剂、抗生素等。

2. 答：①病人可能出现了肾蒂损伤，主要依据是右腰部外伤史，短期内出现了休克征象，如脉细弱而快、血压 70/50mmHg 等，导尿有黄色透明液约 200ml，经快速输液、输血治疗后病情无好转，血压继续下降。②应迅速建立静脉通道，输血（或血浆）输液、应用止血药物。镇静止痛、保暖。在抗休克同时积极手术探查。③立即行备皮、备血、药物敏感试验等术前准备。密切监测病人的生命体征、血尿及腰部肿块变化，及时发现并准确记录。采用休克卧位，补液、输血等纠正休克。

（林建兴）

第三十一章 泌尿系统结石病人的护理

测试题

一、名词解释

1. 肾绞痛　　2. ESWL

二、选择题

【A1/A2 型题】

1. 男性，36 岁，既往有痛风病史，肾结石术后，为预防结石复发，应指导病人口服
   A. 维生素 B_6
   B. 维生素 C
   C. 小苏打
   D. 别嘌呤醇
   E. 氧化镁

2. 结石引起肾绞痛时，首先应采用
   A. 急症手术
   B. 内服溶石药物
   C. 抗生素
   D. 解痉止痛
   E. 卧床休息

3. 对于泌尿系统结石最有效的预防方法是
   A. 控制感染
   B. 调整饮食
   C. 多活动
   D. 大量饮水
   E. 调整尿液 pH

4. 上尿路结石非手术治疗的病人为促进结石排出最适宜的运动方式是
   A. 散步
   B. 跳绳
   C. 登山
   D. 游泳
   E. 气功

5. 男性，7 岁，排尿中断伴尿痛 1 个月。患儿常用手搓拉阴茎，改变体位后，能恢复排尿，该患儿最可能为
   A. 膀胱结石
   B. 膀胱结核
   C. 膀胱憩室
   D. 肾结石
   E. 尿道狭窄

6. 女性，46 岁，6 小时前右下腹突发绞痛，右肾区酸胀，恶心、呕吐，伴肉眼血尿，诊断为右肾结石，以下做法错误的是
   A. 应用止痛剂镇痛
   B. 疼痛发作期间使用抗生素
   C. 加强运动
   D. 减少蛋白质摄入
   E. 鼓励病人多饮茶水

7. 女性，58 岁，左肾结石治愈出院。既往有痛风病史，其医嘱中有口服别嘌呤醇，护士对病人解释服用该药的作用是
   A. 预防肾绞痛
   B. 缓解术后疼痛
   C. 预防结石形成
   D. 预防骨脱钙
   E. 帮助降低血压

8. 男性，40 岁，左肾下极巨大结石行体

外冲击波碎石，术后护理措施不正确的是

A. 取患侧卧位

B. 观察疼痛和血尿情况

C. 观察排石情况

D. 多饮水

E. 鼓励病人早期做跳跃运动

9. 女性，60 岁，甲状旁腺功能亢进并发双肾结石，手术取石后，预防其结石复发最重要的措施是

A. 进食低钙食物

B. 酸化尿液

C. 碱化尿液

D. 多活动

E. 进行甲状旁腺手术

10. 男性，25 岁，运动后发生左肾绞痛，继而出现肉眼血尿。该病人最可能为

A. 肾损伤

B. 上尿路结石

C. 肾癌

D. 膀胱癌

E. 前列腺增生

【A3/A4 型题】

（1～3 题共用题干）

男性，18 岁，打篮球过程中突发左腰部刀割样剧痛，向左下腹部和外阴部放射，伴恶心、呕吐。查体：左肾区有压痛及叩击痛。考虑上尿路结石。

1. 首选的辅助检查是

A. 尿常规

B. 尿路平片

C. 排泄性尿路造影

D. 逆行肾盂造影

E. B 超

2. 目前紧急处理方法是

A. 静脉输液

B. 解痉、止痛

C. 应用止吐药

D. 抗感染

E. 急诊手术准备

3. 预防本病最主要的方法是

A. 定期复查

B. 保持排便通畅

C. 多运动

D. 大量饮水

E. 少吃肉类

三、简答题

1. 简述体外冲击波碎石术的术前护理。

2. 简述肾盂造瘘引流的护理。

四、病例分析题

1. 女性，50 岁，右侧腰部酸痛 8 月余。查体：右肾区有压痛及叩击痛，双输尿管行径区无压痛。尿常规示：红细胞每高倍镜下 6 个。B 超示：右肾盂内有一直径约 0.8cm×1.0cm 的结石。肾盂静脉造影（IVP）示：肾功能正常，双侧输尿管通畅。

请问：①病人目前适宜的治疗方法是什么？②该项治疗后的护理措施是什么？

2. 男性，35 岁，钢铁工人，平素喜吃肉食，不喜蔬菜，不爱喝水。因打篮球后突发左腰部疼痛，向左下腹及左大腿内侧放射。尿常规示：红细胞每高倍镜下 5 个。泌尿系平片示：左肾盂内有一结石，直径约 0.4cm×0.4cm。诊断：左肾结石。

请问：①该病人左肾结石发生的相关因素有哪些？②病人出现疼痛和血尿的原因是什么？③目前的主要治疗原则及护理措施有哪些？

参考答案及解析

一、名词解释

1. 肾绞痛：输尿管结石梗阻时，可出现突发性刀割样剧痛，疼痛位于腰部或上腹部，阵发性发作，沿输尿管行径，放射至同侧下腹部、外生殖器及大腿内侧，此称为肾绞痛。

2. ESWL：即体外冲击波碎石术，是通过 X 线或 B 超定位，利用高能冲击波聚焦作用于结石，使之粉碎后排出的方法，是目前治疗肾、输尿管结石的首选方法。

二、选择题

A1/A2 型题

1. D。痛风病人尿中尿酸排出增加，口服别嘌呤醇可以减少尿酸形成，同时对含钙结石也有抑制作用。

2. D。肾绞痛多因输尿管平滑肌痉挛引起，处理应以解痉止痛为主。其他方法不能解除疼痛。

3. D。目前尿石症的发病机制未明，对多数结石尚无十分理想的预防方法。但大量饮水可增加尿量、稀释尿液，能够减少尿中晶体沉积，从而达到预防结石的目的，这是目前已明确的方法。

4. B。为配合排石，最适宜的运动应为跳跃运动。

5. A。膀胱结石典型症状为排尿时尿流突然中断，并感到疼痛，疼痛放射至远端尿道和阴茎头部，因此男童常用手牵拉阴茎，变换体位后又能恢复排尿。

6. E。肾结石病人应鼓励其多饮水，每日饮水量保持在 3000ml 以上，以促进结石的排出，但应少饮茶水，因茶叶里的鞣酸等成分会增加形成草酸钙结石的生成的概率。

7. C。痛风病人尿中尿酸排出增加，口服别嘌呤醇可以减少尿酸形成，同时对含钙结石的生成也有抑制作用。

8. E。巨大肾结石碎石后因短时间内大量碎石突然充填输尿管而发生堵塞，可引起"石街"和继发感染，严重者可引起肾功能损害；因此，碎石后应平卧、患侧卧位，以免结石过快排出。

9. E。病人因甲状旁腺功能亢进使尿钙排出过多，形成结石，因此最重要的预防措施是处理原发疾病。

10. B。与活动有关的疼痛和血尿是上尿路结石最主要的表现。

A3/A4 型题

1. A。上尿路结石病人的主要表现是疼痛及血尿，目前病人出现较为典型的肾绞痛，应进行尿常规检查明确是否存在血尿，以协助诊断。

2. B。病人目前主要的问题是存在左腰部刀割样剧痛，应给予及时处理。因此应首先给予解痉、止痛。

3. D。目前尿石症的发病机制未明，但大量饮水可增加尿量、稀释尿液，能够减少尿中晶体沉积，从而达到预防结石的目的。

三、简答题

1. 答：①操作前告知病人具体的操作流程和注意事项，消除病人的紧张情绪。②术前3日内禁食易产气的食物，避免肠胀气。③术前1日晚服缓泻剂或灌肠，排除肠内粪便及积气。④术日晨禁食、禁水。

2. 答：①妥善固定造瘘管，记录体外部分的长度，严防脱落，尤其是病人翻身及变换体位时；②鼓励病人多饮水，确保引流管通畅，原则上肾盂造瘘管不冲洗，但管道阻塞时，可低压、少量、多次、无菌生理盐水冲洗，每次冲洗量小于5～8ml；③观察并记录引流的量及性质；④定期更换引流袋，注意引流装置的无菌，保持瘘口局部皮肤干燥、清洁；⑤通常管道放置2周左右，拔管前先明确下尿路通畅情况，先行夹管试验1～2天，观察有无腰腹部疼痛、漏尿、肿胀、发热等不良反应，膀胱排尿量增多，开放后肾盂残余尿不多，并常规行造影检查，确认肾盂输尿管的通畅程度；拔管后病人取健侧卧位，防止尿液自瘘口流出影响愈合。通常瘘口1～2天自愈。

四、病例分析题

1. 答：①体外冲击波碎石术。②鼓励病人多饮水，以利结石排出；每次排尿应过滤，观察结石排出情况；若出现肾绞痛，遵医嘱解痉止痛；注意血尿的出现，如1～2天内消失，无须特殊处理，如血尿较为严重，应及时报告医生，并协同处理；告知定期复查泌尿系统平片，了解结石排出情况。

2. 答：①高温环境下工作和生活，饮水少，尿液浓缩；饮食中蛋白质摄入过多、膳食纤维摄入不足。②因结石嵌顿，造成急性梗阻，引起肾盂、输尿管平滑肌强烈蠕动和痉挛，发生肾绞痛；由于结石不大，在肾内移动，损伤肾或输尿管黏膜引起镜下血尿。③目前主要采用非手术治疗措施，多饮水、运动，适当应用药物排石，控制感染和肾绞痛。护理措施：向病人解释疼痛与活动的关系，采用药物和非药物方法控制疼痛，并观察和记录治疗效果。告知病人饮水和运动的意义，指导饮食及药物应用，出现肾绞痛及感染迹象及时就诊。

（林建兴）

第三十二章　良性前列腺增生病人的护理

测试题

一、名词解释

1. 压力性尿失禁　　2. 充溢性尿失禁

二、选择题

【A1/A2 型题】

1. 良性前列腺增生最早出现的症状是
   - A. 尿线变细
   - B. 尿频及夜尿次数增多
   - C. 尿滴沥
   - D. 急性尿潴留
   - E. 尿失禁

2. 老年男性尿潴留最常见的原因是
   - A. 尿道狭窄
   - B. 膀胱结石
   - C. 良性前列腺增生
   - D. 膀胱肿瘤
   - E. 膀胱结核

3. 良性前列腺增生发生的重要因素是
   - A. 肥胖
   - B. 年龄大于 50 岁
   - C. 性功能正常
   - D. 有生育能力
   - E. 老龄和有功能的睾丸

4. 良性前列腺增生最简便易行、有效的检查手段是
   - A. B 超
   - B. 静脉肾盂造影
   - C. 膀胱镜检查
   - D. 直肠指检
   - E. 肾图

5. 良性前列腺增生病人最主要的临床症状是
   - A. 尿线变细
   - B. 进行性排尿困难
   - C. 尿频
   - D. 急性尿潴留
   - E. 尿失禁

6. 男性，62 岁，进行性排尿困难，夜尿次数增多，最可能的诊断是
   - A. 肾积水
   - B. 膀胱癌
   - C. 膀胱结石
   - D. 良性前列腺增生
   - E. 尿道狭窄

7. 老年男性，前列腺增生 5 年，10 小时前饮酒后突然出现小便不能自解，急诊就诊，主诉下腹部胀痛。体格检查：下腹膨隆，叩诊浊音，轻度压痛。目前首选的处理措施是
   - A. 口服 α 受体阻滞剂
   - B. 耻骨上膀胱穿刺造瘘
   - C. 留置导尿
   - D. 急诊手术
   - E. 口服 5α-还原酶抑制剂

8. 下列关于 TURP 术前的护理措施不正确的是
   - A. 给予粗纤维、易消化的食物
   - B. 忌饮酒及辛辣食物
   - C. 每日询问病人排尿情况
   - D. 限制病人水分摄入

E. 解除病人紧张情绪

9. 下列关于 TURP 术后的护理措施不正确的是

A. 持续膀胱冲洗

B. 出血者可在冲洗液中加入止血药

C. 嘱病人多饮水

D. 术后 3～5 天，如有腹胀，可插肛管排气

E. 术后 6 小时无恶心、呕吐，可进流食

【A3/A4 型题】

（1～3 题共用题干）

男性，75 岁，20 年前出现进行性排尿困难，伴排尿等待，尿线变细，排尿中断，无明显夜尿次数增多，每日排尿 5～6 次，今日出现尿潴留，已 12 小时未排尿。

1. 此病人可能存在

A. 肾积水

B. 膀胱癌

C. 膀胱结石

D. 良性前列腺增生

E. 尿道结石

2. 目前首选的处理措施是

A. 口服 α 受体阻滞剂

B. 耻骨上膀胱穿刺造瘘

C. 留置导尿

D. 急诊手术

E. 用温水冲洗会阴部

3. 下列措施可避免急性尿潴留发生的是

A. 嘱病人少饮水

B. 适量饮酒

C. 减少粗纤维食物的摄入

D. 注意保暖、防止受凉

E. 尽量卧床休息

三、简答题

1. 简述 TURP 术后膀胱冲洗的护理要点。

2. 简述出现 TUR 综合征的原因、表现和处理要点。

四、病例分析题

1. 男性，74 岁，诉夜尿增多、排尿费力。查体：前列腺增大。前列腺 B 超示：前列腺 5.2cm×4.3cm×4.0cm，残余尿量 60ml；最大尿流率为 9ml/s。行 TURP 手术，现为术后第 2 天。

请问：①该病人目前主要的护理措施是什么？②该病人术后可能出现哪些并发症及其护理要点是什么？

2. 男性，65 岁，诉尿频、夜尿增多，2～3 次/晚。查体：前列腺增大。B 超示膀胱内残余尿量 35ml。诊断为良性前列腺增生，给予非那雄胺等药物治疗。

请问：①良性前列腺增生病人药物治疗的护理措施有哪些？②在非手术治疗期间如何预防急性尿潴留的发生？

参考答案及解析

一、名词解释

1. 压力性尿失禁：当腹内压突然增高（咳嗽、喷嚏、大笑、屏气等）时，尿液不随意地流出，称为压力性尿失禁。

2. 充溢性尿失禁：指膀胱功能完全失代偿，膀胱过度充盈而造成尿液不断溢出。

二、选择题

A1/A2 型题

1. B。尿频是最常见的早期症状，尤其以夜尿次数增多显著。尿频的原因，早期是因为增生的前列腺充血刺激引起。随着梗阻的加重，残余尿量增多，膀胱有效容量减少，尿频更加明显。

2. C。良性前列腺增生是引起老年男性排尿障碍最为常见的一种良性疾病。

3. E。良性前列腺增生的病因尚未完全清楚，目前一致公认老龄和有功能的睾丸是其发病的两个重要因素，二者缺一不可。

4. D。直肠指检可检查前列腺表面是否光滑，质地是否变硬，中央沟是否变浅、消失，可对前列腺增生作出初步诊断，是最简单且最重要的诊断方法之一。

5. B。进行性排尿困难是前列腺增生最主要的症状，病情发展缓慢。

6. D。良性前列腺增生是引起老年男性排尿障碍最为常见的一种良性疾病。尿频是最常见的早期症状，尤其以夜尿次数增多显著；进行性排尿困难是前列腺增生最主要的症状，病情发展缓慢。

7. C。该病人因前列腺增生造成排尿困难、尿潴留时间较长，目前应紧急行导尿术解除梗阻。

8. D。TURP 术前的护理措施包括观察病人排尿次数和特点，嘱病人摄入粗纤维、易消化的食物，忌饮酒及辛辣食物，鼓励病人多饮水，解除病人紧张情绪。

9. D。术后应指导病人逐渐离床活动，避免增加腹内压的因素，禁止灌肠或肛管排气，以免造成前列腺窝出血。

A3/A4 型题

1. D。老年男性病人，20 年前出现进行性排尿困难，伴排尿等待，尿线变细，排尿中断，并且出现尿潴留，已 12 小时未排尿。最可能的情况是良性前列腺增生。

2. C。该病人因前列腺增生造成排尿困难、尿潴留时间较长，目前应紧急行导尿术解除梗阻。

3. D。避免急性尿潴留发生的措施包括：嘱病人摄入粗纤维、易消化的食物，以防便秘；忌饮酒及辛辣食物；鼓励病人多饮水、勤排尿、不憋尿；冬天注意保暖，防止受凉。

三、简答题

1. 答：前列腺切除术后都有肉眼血尿，术后需用生理盐水持续冲洗膀胱 3～7 日。护理要点：①冲洗速度可根据尿色而定，色深则快、色浅则慢。随着时间的延长，血尿颜色逐渐变浅，若尿色深红或逐渐加深，说明有活动性出血，应及时通知医师处理。②确保冲洗管道通畅，若引流不畅，应及时施行高压冲洗抽吸血块，以免造成膀胱充盈、膀胱痉挛而加重出血。③准确记录尿量、冲洗量和排出量。

2. 答：行 TURP 的病人术中大量的冲洗液被吸收可使血容量急剧增加，出现稀释性低钠血症，病人可在几小时内出现烦躁、恶心、呕吐、抽搐、昏迷，严重者出现肺水肿、脑水肿、心力衰竭等，称为 TUR 综合征。一旦出现，应遵医嘱给予利尿剂、脱水剂，减慢输液速度，对症处理。

四、病例分析题

1. 答：①该病人目前主要的护理措施有：严密观察病人意识状态及生命体征；术后平卧 2 日后改半卧位，固定或牵拉气囊尿管；术后 6 小时无恶心、呕吐者，可进流食，鼓励病人多饮水；做好膀胱冲洗的护理；做好伤口及引流管的护理。②该病人术后可能出现的并发症：a. 膀胱痉挛：术后留置硬脊膜外麻醉导管者，按需定时注射小剂量吗啡有良好效果；也可口服硝苯地平、丙胺太林、地西泮或用维拉帕米加入生理盐水内冲洗膀胱。b. TUR 综合征：遵医嘱给予利尿剂、脱水剂，减慢输液速度，对症处理。c. 尿频、尿失禁：为减轻拔管后出现的尿失禁或尿频现象，一般在术后第 2～3 天嘱病人练习收缩腹肌、臀肌及肛门括约肌，也可配合针灸或理疗等辅助治疗。尿失禁或尿频现象一般在术后 1～2 周内可缓解。d. 出血：病人术后常留置气囊导尿管以压迫止血，注意有效固定或牵拉气囊尿管，防止病人坐起或肢体活动时，气囊移位而失去压迫膀胱颈口之作用，导致出血。指导病人在术后 1 周，逐渐离床活动，避免增加腹内压的因素，禁止灌肠或肛管排气，以免造成前列腺窝出血。

2. 答：①指导病人用药，观察用药后排尿困难的改善情况及药物副作用。α 受体阻滞剂的副作用主要有头晕、直立性低血压等，应在睡前服用，用药后卧床休息，以防跌倒。5α 还原酶抑制剂起效缓慢，需在服药后 4～6 个月后才有明显效果，告知病人应坚持长期服药。②嘱病人摄入粗纤维、易消化的食物，以防便秘；忌饮酒及辛辣食物；鼓励病人多饮水、勤排尿、不憋尿；冬天注意保暖，防止受凉。

（金三丽）

第三十三章 泌尿系统肿瘤病人的护理

测试题

一、名词解释

1. 肾癌三联征　　2. 副瘤综合征

二、选择题

【A1/A2 型题】

1. 膀胱癌最常见的病理类型为
   A. 鳞状细胞癌
   B. 移行上皮癌
   C. 腺癌
   D. 黏液细胞癌
   E. 小细胞癌

2. 男性，45 岁，无痛性全程血尿 2 个月，查体无异常。IVP：左肾上盏拉长、变窄、边缘不规则。最可能的诊断是
   A. 肾癌
   B. 肾盂癌
   C. 肾母细胞瘤
   D. 输尿管癌
   E. 肾积水

3. 膀胱癌最常见的临床表现是
   A. 尿频
   B. 尿潴留
   C. 排尿困难
   D. 血尿
   E. 尿急、尿痛

4. 膀胱癌最有效、最直接的检查手段是
   A. B 超
   B. 静脉肾盂造影
   C. 膀胱镜检查
   D. 肾图
   E. 膀胱双合诊

5. 能用于常规查体以发现早期肾癌的简便方法是
   A. B 超
   B. CT
   C. 静脉肾盂造影
   D. 尿常规
   E. 逆行肾盂造影

6. 老年男性，行回肠膀胱术后 1 个月，该病人最可能出现的水电解质紊乱是
   A. 低氯性碱中毒
   B. 低氯性酸中毒
   C. 高氯性酸中毒
   D. 高氯性碱中毒
   E. 稀释性低钠血症

7. 保留膀胱的膀胱癌病人术后通常用于及早发现肿瘤复发的检查是
   A. B 超
   B. 排泄性尿路造影
   C. CT
   D. 膀胱镜检查
   E. 尿脱落细胞检查

8. 癌细胞局限在膀胱黏膜内，无乳头，亦无浸润，称为
   A. 原位癌
   B. 癌前病变
   C. 乳头状癌
   D. 浸润性癌
   E. 鳞癌

9. 在我国，泌尿系统最常见的恶性肿瘤是
   A. 肾癌
   B. 肾母细胞瘤
   C. 膀胱癌
   D. 前列腺癌
   E. 输尿管癌

10. 男性，50 岁，间歇无痛性血尿 3 个月，诊断为左侧肾癌，该病人出现血尿表明
   A. 早期肾癌
   B. 晚期肾癌
   C. 肿瘤内出血
   D. 肿瘤已侵犯肾实质、肾盂
   E. 肿瘤侵犯至输尿管

【A3/A4 型题】

（1～3 题共用题干）

男性，56 岁，间断全程肉眼血尿 1 月余，尿中伴有血丝，无排尿困难、尿等待，无尿频、尿急、尿痛。尿常规示尿潜血 3＋，尿红细胞 44.4 个/微升。

1. 此病人最可能的诊断是
   A. 尿路感染
   B. 膀胱癌
   C. 前列腺癌
   D. 良性前列腺增生
   E. 肾结石

2. 为明确诊断，最重要的检查手段是
   A. 膀胱镜检查
   B. 血清 PSA 测定
   C. 尿脱落细胞检查
   D. B 超检查
   E. 排泄性尿路造影

3. 此疾病最常见和最早出现的症状是
   A. 排尿困难
   B. 尿潴留
   C. 血尿
   D. 膀胱刺激症状
   E. 腹痛

三、简答题

1. 简述膀胱灌注化疗药的护理要点。
2. 简述回肠膀胱术后造口的护理方法。

四、病例分析题

1. 男性，62 岁，因"间歇性、无痛性肉眼血尿 1 周"入院，经相关检查诊断为膀胱癌，行膀胱全切尿流改道术。术后第 1 天，T 37.8℃，P 88 次/分、R 24 次/分，BP 120/80mmHg，病人诉伤口疼痛，且不能自己洗漱、进餐、如厕等。

请问：①该病人目前主要的护理诊断/合作性问题是什么？②该病人目前主要的护理措施是什么？

2. 男性，56 岁，间断全程肉眼血尿 1 月余，尿中伴有血丝。体格检查：T 36.5℃，P 80 次/分，R 20 次/分，BP 140/80mmHg，腹部平坦，膀胱区无压痛，反跳痛，肾区无叩痛，肝区无叩痛，Murphy 征阴性。膀胱镜检查：膀胱顶壁有两个直径 0.8cm 菜花样肿块。病理结果显示：膀胱移行细胞癌。完善相关检查后在硬膜外麻醉下行膀胱肿瘤电切术，术后留有一尿管。

请问：该病人目前主要的护理措施有哪些？

参考答案及解析

一、名词解释

1. 肾癌三联征：血尿、腰痛和肿块在临床上常称为肾癌的三大典型症状，简称肾癌三联征。

2. 副瘤综合征：是指肾癌病人出现发热、高血压、血沉增快以及高钙血症、高血糖、红细胞增多症、肝功能异常、消瘦、贫血、体重减轻等肾外表现。

二、选择题

1. B。膀胱癌 95％以上为上皮性肿瘤，其中绝大多数为移行细胞乳头状癌，鳞癌和腺癌各占 2％～3％。

2. A。肾癌病人行造影检查时可见肾盏、肾盂因受肿瘤挤压而有不规则变形、狭窄、拉长或充盈缺损。

3. D。血尿是膀胱癌病人最常见的症状，常表现为间歇性、无痛性肉眼或镜下血尿。

4. C。膀胱镜检查是诊断膀胱肿瘤最重要的方法，可以显示肿瘤的数目、大小、外观、位置等，并可获取组织进行病理检查。

5. A。B超检查简单易行，能鉴别肾实质性肿块与囊性病变。可作为常规体检项目，能发现临床上尚未出现症状、尿路造影未出现改变的早期肾癌。

6. C。可控性膀胱术后病人，因尿液可潴留在代膀胱内，增加了肠道黏膜对尿液电解质的重吸收，可造成高氯性酸中毒，故术后应定期监测电解质变化，及时纠正。

7. D。膀胱肿瘤易复发，而复发者仍有可能治愈。凡保留膀胱的各种手术，术后 2 年内 50％以上可能复发，且多数是新生肿瘤。故应将复查看做治疗的一部分，严密随诊，每 3 个月复查膀胱镜，2 年无复发者，每半年复查一次。

8. A。膀胱癌按生长方式分为原位癌、乳头状癌及浸润性癌，原位癌局限在黏膜内，无乳头亦无浸润基底膜现象。

9. C。泌尿系统肿瘤可发生于泌尿系统任何部位，包括肾、肾盂、输尿管、膀胱、尿道。在我国最常见的是膀胱癌，其次是肾肿瘤。

10. D。血尿是膀胱癌最常见、最早出现的症状，表明肿瘤已侵犯肾实质、肾盂。

A3/A4 型题

1. B。血尿是膀胱癌最常见、最早出现的症状。病人常以间歇、无痛性肉眼血尿而就医。病人无排尿困难、尿等待，无尿频、尿急、尿痛，基本可以排除尿路感染、前列腺增生。

2. A。膀胱镜检查是诊断膀胱肿瘤最重要的方法，可以显示肿瘤的数目、大小、外观、位置等，并可取活体组织进行病理学检查。

3. C。血尿是膀胱癌病人最常见的早期症状，常表现为间歇性、无痛性肉眼或镜下血尿。

三、简答题

1. 答：先插入尿管排空膀胱，再向膀胱内灌注用蒸馏水或等渗盐水稀释的药物，嘱病人保留 2 小时，每 15 分钟以俯卧位、左侧卧位、右侧卧位更换体位，之后排尿。不良反应有发热、膀胱刺激症状、出血性膀胱炎等。灌注后嘱病人多饮水，增加尿量，以减少药物对局部的刺激。

2. 答：①造口局部观察：尿管造口、肠代膀胱术等做好造口部位的观察及护理，尤其造口并发症的观察，如血运障碍、回缩、狭窄等。②造口袋使用：根据病人的具体情况，选择合适的造口袋，并指导病人使用。③保护造口局部的皮肤：每次更换造口袋时，应用棉球或纱布蘸温水清洗造口周围皮肤，不可使用乙醇或肥皂，以免发生过敏、炎症、溃疡等皮肤损伤。

四、病例分析题

1. 答：①疼痛　与手术创伤有关；（洗漱、进餐、如厕等）自理缺陷　与手术创伤有关；身体意象紊乱　与膀胱全切尿流改道有关。②引流管的护理：首先是左、右输尿管支架管，可将尿液直接引流出体外，对输尿管吻合口起支撑和保护作用，一般术后 2 周拔除，要注意保持支架管通畅，必要时用生理盐水或 1∶5000 的呋喃西林液 20～30 ml 冲洗。注意观察各支架管引出的尿量并分别记录。如有代膀胱内引流管，用于引流代膀胱内肠液及可能漏入的尿液，一般 2 周左右拔除，换用造口袋。术后早期因肠管分泌肠液，可用碳酸氢钠溶液冲洗，每日 3～4 次，每次 20～30ml，必要时可增加冲洗次数，防止黏液堵塞导管；若冲洗不能解除堵塞，可更换导管。造口护理：做好造口部位的观察及护理，尤其造口并发症的观察，如血运障碍、回缩、狭窄等；根据病人的具体情况，选择合适的造口袋，并指导病人使用；每次更换造口袋时，应用棉球或纱布蘸温水清洗造口周围皮肤，不可使用乙醇或肥皂，以免发生过敏、炎症、溃疡等皮肤损伤。

2. 答：①营养及活动：进食应根据肠功能恢复情况，嘱病人多饮水。视病人情况早期下床活动。②常规留置三腔导尿管行膀胱冲洗，应保持导尿管通畅，并根据尿液颜色进行膀胱冲洗，防止血块阻塞尿管。术后血尿停止后，可拔除。③告诉病人行保留膀胱的手术后需行膀胱灌注治疗，嘱病人按疗程坚持灌注化疗。

（金三丽）

第三十四章 骨折病人的护理

测试题

一、名词解释

1. 骨折　　2. 稳定性骨折　　3. 肱骨髁上骨折　　4. 桡骨下端骨折

二、选择题

【A1/A2 型题】

1. 以下不属于骨折特有体征的是
   A. 功能障碍
   B. 异常活动
   C. 畸形
   D. 骨擦音
   E. 骨擦感

2. 骨盆骨折造成尿道出血，此骨折属于
   A. 稳定性骨折
   B. 青枝骨折
   C. 开放性骨折
   D. 闭合性骨折
   E. 嵌插骨折

3. 诊断桡骨下端骨折最具有临床价值的表现是
   A. 腕部肿胀
   B. 手指伸曲运动障碍
   C. 腕部明显压痛
   D. 垂腕
   E. 枪刺样畸形

4. 女性，60 岁，车祸后造成高位截瘫，现在下肢肌肉瘫痪、感觉减退，尿失禁，大便尚能控制，其截瘫指数是
   A. 1
   B. 2
   C. 3
   D. 4
   E. 5

5. 属于不完全性骨折的是
   A. 青枝骨折
   B. 横行骨折
   C. 斜形骨折
   D. 嵌插骨折
   E. 压缩骨折

6. 女性，58 岁，外伤后高位截瘫，该病人护理措施不正确的是
   A. 做好心理护理
   B. 提高自理能力
   C. 防止压疮发生
   D. 少食水果、蔬菜以预防腹泻
   E. 多饮水以预防泌尿系统感染

7. 腰椎单纯压缩性骨折，椎体压缩小于 1/3，以下护理方法不正确的是
   A. 平卧于硬板床
   B. 骨折部位垫软枕
   C. 3 天后开始腰背肌锻炼
   D. 背伸活动
   E. 3 周后下床活动

8. 影响骨折愈合最主要的因素是
   A. 年龄
   B. 伤口感染
   C. 血液供应不良
   D. 粉碎性骨折
   E. 复位时过度牵引

9. 可以帮助外伤性截瘫病人建立反射性膀胱的护理措施是

A. 多饮水

B. 每周更换导尿管

C. 必要时膀胱冲洗

D. 定时变换体位，抬高床头

E. 持续导尿 2 周后改为定时开放导尿管

10. 男性，45 岁，左大腿外伤后肿痛、畸形，X 线提示右股骨干下 1/3 斜形骨折，远骨折端明显向后倾倒，此骨折移位的主要因素是

A. 暴力性质

B. 暴力大小

C. 肢体远端的重量

D. 搬运不当

E. 肌肉牵拉

11. 石膏病人护理措施正确的是

A. 有伤口者应在石膏未干前开窗

B. 指端应包裹在石膏内

C. 平放患肢并禁止一切肢体活动

D. 石膏未干前搬运时应用手掌托扶，以防留下手指压痕

E. 石膏内局部疼痛时可填塞衬垫

12. 男性，35 岁，右小腿挤压伤后给予支具外固定 24 小时后，出现患肢剧烈疼痛，进行性加重。查体：右足背动脉搏动弱，患肢感觉减退、肌力减弱、皮肤花斑。病人可能出现了

A. 脂肪栓塞

B. 创伤性关节炎

C. 骨筋膜室综合征

D. 下肢静脉血栓

E. 周围神经损伤

13. 脊柱骨折病人搬运方法正确的是

A. 三人平托于硬板上搬运

B. 双人抱持于硬板上搬运

C. 双人平托于软担架上

D. 一人背负法

E. 一人抱持法

14. 牵引术后护理方法错误的是

A. 鼓励功能锻炼

B. 牵引针孔的血痂不应去除

C. 牵引肢体远端应抵住床尾栏杆

D. 维持肢体在整复或固定的位置

E. 每日用 75％乙醇消毒骨牵引针孔 1～2 次

15. 男性，56 岁，行颅骨牵引治疗，牵引期间的护理措施正确的是

A. 翻身时应有专人托扶头部

B. 定时取下牵引锤，让病人休息

C. 可在牵引装置上盖被子保暖

D. 根据颈部感觉自行调节牵引重量

E. 骨牵引针孔处若有血痂应及时清除

【A3/A4 型题】

(1～3 题共用题干)

男性，8 岁，左手掌着地后，出现肘部肿痛，肘关节主动活动功能丧失。查体：左肘关节及前臂明显肿胀、压痛、畸形，手部皮肤苍白、皮温低、麻木，桡动脉搏动弱，肘后三角关系正常。

1. 此病人可能存在

A. 肘关节脱位

B. 肱骨干骨折

C. 肱骨髁上骨折

D. 桡骨小头骨折

E. 掌骨骨折

2. 为确定病变性质，可进行

A. 采血化验

B. B 超检查

C. CT 扫描

D. 磁共振成像

E. X 线摄片

3. 首选的处理方法是

A. 石膏固定

B. 手法复位

C. 皮肤牵引

D. 夹板固定

E. 手术治疗

（4～6 题共用题干）

女性，70 岁，不慎跌倒后造成左股骨颈骨折，无法行走，收入院。

4. 其 X 线检查显示远端骨折线与两髂嵴连线的夹角为 60°，说明此骨折属于
   A. 头下型骨折
   B. 经颈型骨折
   C. 基底骨折
   D. 内收型骨折
   E. 外展型骨折

5. 病人受伤的原因是
   A. 直接爆力
   B. 间接暴力
   C. 肌肉牵拉
   D. 骨骼劳损
   E. 病理性骨折

6. 病人患肢的表现是
   A. 外旋缩短畸形
   B. 内收缩短畸形
   C. 外展外旋畸形
   D. 内收内旋畸形
   E. 无明显畸形

三、简答题

1. 列举骨折的主要并发症。
2. 简述影响骨折愈合的因素。
3. 简述骨折后功能锻炼的方法及目的。

四、病例分析题

1. 男性，26 岁，被货车撞伤后 3 小时就诊查体：神志清，血压 80/50mmHg，右小腿可见长约 10cm 创口，胫骨断端可见，出血不多，伴软组织损伤。

请问：①目前的急救处理有哪些？②应给病人做哪些检查？③最佳固定方法是什么？

2. 男性，25 岁，以"被车撞伤腰部后 6 小时，腰部疼痛、双下肢活动障碍"为主诉来院就诊。体检：腰部压痛、肿胀，损伤平面以下感觉、运动功能消失。

请问：①该病人可能的医疗诊断是什么？②目前如何护理病人？

参考答案及解析

一、名词解释

1. 骨折：骨的完整性或连续性中断称为骨折。

2. 稳定性骨折：是指骨折端不易移位或复位后不易移位或复位后不易再发生移位者，如不完全性骨折、压缩及嵌插骨折。

3. 肱骨髁上骨折：是指肱骨远端内、外髁上方 2～3cm 以内的骨折。

4. 桡骨下端骨折：是指桡骨下端 3cm 以内的骨折。

二、选择题

A1/A2 型题

1. A。骨折特有体征是：畸形、异常活动、骨擦音、骨擦感。只要发现其中一项，即可确诊为骨折。

2. C。骨折断端直接或间接与外界相通，局部皮肤和黏膜破裂，易致骨感染，为开放性

骨折。尿道滴血的症状是合并膀胱破裂的耻骨骨折造成的。

3. E。桡骨下端骨折一般分为伸直型骨折（Colles 骨折）和屈曲型骨折（Smith 骨折）。伸直型骨折在受伤后表现为疼痛、肿胀，可出现典型姿势，即侧面观呈"餐叉"畸形，正面观呈"枪刺样"畸形，有临床价值。

4. D。"0"代表功能完全正常或接近正常；"1"代表功能部分丧失；"2"代表功能完全丧失或接近完全丧失。分别为肢体自主运动、感觉及两便功能评分，三者相加即为病人的截瘫指数。

5. A。完全性骨折指骨的完整性或连续性全部中断。青枝骨折表现为骨皮质的劈裂，骨的连续性和完整性部分中断，属于不完全性骨折。

6. D。截瘫病人应多食新鲜水果和蔬菜、多饮水以利大便通畅。

7. E。胸腰椎单纯性压缩性骨折，如椎体压缩不到 1/3 者可仰卧于硬板床上，3 天后开始腰背肌锻炼，并逐步要求做背伸动作。第 3 个月内可下地稍许活动，3 个月后逐渐增加下地活动时间。

8. C。5 个选项均为影响骨折愈合的因素，但最重要的是局部血供情况。

9. E。反射性膀胱是指损伤在脊髓排尿中枢以上，排尿反射弧完整。当膀胱充盈到一定程度时，可完成一次完整的排尿动作。由于排尿过程不能受到大脑控制，因此应定期开放尿管，按摩膀胱区，尽量排净尿液，一段时间后当下肢受到某种刺激时就可引起排尿。

10. E。股骨干下 1/3 骨折，远骨折端受腓肠肌的牵拉及肢体的重力作用而向后移位。又由于股前、外、内肌肉牵拉的合力，使近骨折端向前上移位，形成短缩畸形。

11. D。有伤口者应在石膏干后开窗；手指、脚趾端露出石膏外，以便观察病情；抬高患肢，适当功能锻炼；石膏未干前手掌托扶不可留下手指压痕；石膏内肢体局部疼痛时应先查明原因，不可填塞物品衬垫。

12. C。该病人行外固定后出现患肢剧烈疼痛，桡动脉搏动弱，局部皮肤苍白、大理石花纹，感觉减退，肌力减弱，出现较为典型的"5P 征"，可能为骨筋膜室综合征。

13. A。脊柱骨折的急救搬运方式至关重要，任何会增加脊柱弯曲的搬运方法都有可能加重脊髓损伤。因此，正确的方法是将病人整个躯干平托至门板或担架上。

14. C。为维持有效牵引，牵引肢体远端不应抵住床尾栏杆。

15. A。颈椎骨折和颈髓损伤病人翻身时应保持脊柱成一直线，故翻身时应有专人托扶头部，其他护理措施影响牵引效果或易导致感染。

A3/A4 型题

1. C。该病人右手掌着地跌伤，属于间接暴力，并由上向下的体重和冲力将肱骨骨干下部推向前方，并出现肘部肿痛，肘关节主动活动功能丧失，故考虑伸直型肱骨髁上骨折。

2. E。通常采用 X 线检查判断有无骨折以及骨折特点。

3. E。复位与固定可在直视下进行解剖对位。用加压螺钉或交叉钢针作内固定。此病人桡动脉搏动弱，可能合并神经损伤，手术可同时进行松解和修复。

4. D。内收骨折的骨折线与两髂前上棘连线的夹角大于 50°，由于断端接触面少，容易移位，属于不稳定骨折。

5. B。该病人因跌倒后外力传导至股骨颈造成骨折，为间接暴力引起。

6. B。内收型骨折病人患肢有屈曲、内收、缩短和外旋畸形，患部有压痛和纵向叩击痛，大转子上移。

三、简答题

1. 答：①早期并发症有休克、其他组织及内脏器官损伤、脂肪栓塞综合征、骨筋膜室综合征。②晚期并发症有压疮、坠积性肺炎、感染、骨化性肌炎、缺血性肌挛缩、关节僵硬、创伤性关节炎、缺血性骨坏死。

2. 答：①全身因素：年龄、健康状况。②局部因素：血液供应、软组织损伤程度、骨折断端接触面、软组织嵌入、感染。③治疗方法：反复多次手法复位、固定不确切、过早或不恰当的功能锻炼等均可影响骨折愈合。

3. 答：① 早期阶段：骨折后1～2周内进行肢体的等长舒缩，目的是促进患肢血液循环，消除肿胀，防止肌萎缩。② 中期阶段：受伤2周后进行骨折上下关节活动，以防肌萎缩和关节僵硬。③晚期阶段：骨折已达到临床愈合标准，外固定已拆除，功能锻炼的目的是增强肌力，克服挛缩与恢复关节的活动度，早日恢复正常功能。

四、病例分析题

1. 答：①纠正休克，伤口清创包扎，妥善固定，迅速搬运。②拍小腿正侧位 X 线片。③外固定、支架固定。

2. 答：①该病人可能发生了腰椎骨折和脱位，合并截瘫。②心理护理；生活护理；合理翻身和卧位；做好牵引和固定护理；脊髓损伤的观察和预防；功能锻炼。

（周秀芳　庞　冬）

第三十五章 关节脱位病人的护理

测试题

一、名词解释

1. 关节脱位　　2. 弹性固定

二、选择题

【A1/A2 型题】

1. 最常见的关节脱位是
   - A. 肩关节
   - B. 肘关节
   - C. 髋关节
   - D. 膝关节
   - E. 踝关节

2. 因关节结构遭受病变破坏引起的脱位是
   - A. 损伤性脱位
   - B. 先天性脱位
   - C. 病理性脱位
   - D. 陈旧性脱位
   - E. 习惯性脱位

3. 肘关节脱位处理不当的严重后果是
   - A. 长期关节肿胀
   - B. 关节活动受限
   - C. 尺神经损伤
   - D. 前臂缺血性挛缩
   - E. 习惯性脱位

4. 诊断肩关节脱位有意义的表现是
   - A. 患肢轻度外展
   - B. 患肢短缩畸形
   - C. 三角肌塌陷
   - D. Dugas 征阳性
   - E. 头部倾斜

5. 出现方肩畸形的原因是
   - A. 锁骨骨折
   - B. 肩关节盂空虚
   - C. 上臂肿胀明显
   - D. 肱三头肌损伤
   - E. 肱骨外科颈骨折

6. 关于肘关节脱位叙述正确的是
   - A. 可出现餐叉畸形
   - B. 后脱位多见
   - C. 肘后三角关系正常
   - D. 多由直接暴力引起
   - E. 上肢弹性固定于屈曲位

7. 关节脱位特有的体征是
   - A. 肿胀、压痛、瘀斑
   - B. 畸形、肿胀、骨擦音
   - C. 畸形、肿胀、活动障碍
   - D. 肿胀、畸形、反常活动
   - E. 畸形、弹性固定、关节盂空虚

8. 骨折和脱位共有的特殊体征是
   - A. 异常活动
   - B. 弹性固定
   - C. 骨擦音
   - D. 畸形
   - E. 关节盂空虚

9. 髋关节后脱位可出现
   - A. 患肢缩短、外旋畸形
   - B. 髋屈曲、内收畸形、患肢短缩
   - C. 压痛和间接压痛
   - D. 髋屈曲、外旋畸形
   - E. 髋屈曲、内收畸形、患肢延长

【A3/A4 型题】

（1～3 题共用题干）

男性，8 岁，外伤后出现肘关节脱位。查体：肘关节明显肿胀、半屈位弹性固定，肢端感觉、血运好。X 线提示左肘关节脱位，未见骨折。

1. 首选的治疗方法是
   A. 切开复位
   B. 手法复位
   C. 骨牵引复位
   D. 外展支架固定，消肿后切开复位
   E. 皮牵引复位

2. 复位成功后行石膏托外固定时，肘关

节应置于
   A. 屈曲 30°位
   B. 屈曲 60°位
   C. 屈曲 90°位
   D. 屈曲 120°位
   E. 伸直位

3. 固定时间是
   A. 8 周
   B. 6～7 周
   C. 4～5 周
   D. 2～3 周
   E. 1 周～10 天

三、简答题

1. 简述脱位的处理原则。
2. 简述关节脱位的特有体征。

四、病例分析题

1. 男性，18 岁，学生，奔跑时跌倒，左腕掌部着地，伤后患侧肘部肿胀，疼痛明显，无法活动。查体：肘关节呈半伸直固定状态，尺骨鹰嘴突出于肘后，肘后三角关系改变。

请问：①该病人的医疗诊断是什么？②诊断依据有哪些？

2. 男性，25 岁，车祸外伤入院，左下肢短缩，髋关节屈曲、内收、内旋畸形。

请问：①该病人最可能的医疗诊断是什么？②处理原则是什么？

参考答案及解析

一、名词解释

1. 关节脱位：是指骨的关节面失去正常的对合关系。

2. 弹性固定：脱位使患侧肢体处于异常位置，由于关节囊周围韧带及肌肉的牵拉，被动活动时感到有弹性阻力，称为弹性固定。

二、选择题

A1/A2 型题

1. A。肩关节是全身关节中活动范围最大的，由于肱骨头面大而圆，肩胛盂浅而面小，关节囊和韧带松弛、薄弱，故关节结构不稳定，易出现关节脱位。

2. C。由于关节结构遭受病变破坏，不能维持关节面的正常对合关系，引起的脱位是病理性脱位。

3. D。肘关节脱位时，处理不当可导致血管神经损伤，严重者可引起前臂缺血性挛缩，遗留畸形，影响生活质量。

4．D。Dugas 征（搭肩试验）阳性指患侧手掌搭到健侧肩部时，肘部不能紧贴胸壁；如果肘部紧贴胸壁，患侧手掌无法搭于健侧肩部，是肩关节脱位的特有体征。

5．B。肩关节脱位时，关节盂空虚，肩峰突出，肩部失去正常饱满圆钝外形，呈"方肩"畸形。

6．B。肘关节脱位多由间接暴力引起。脱位时，肘关节呈半屈曲状，近于伸直位，弹性固定。肘后空虚感，可摸到凹陷处。肘后三点关系完全破坏，失去正常关系。

7．E。关节脱位特有的体征有畸形、弹性固定、关节盂空虚。

8．D。骨折的特有体征是畸形、异常活动、骨擦音（感），关节脱位特有的体征是畸形、弹性固定、关节盂空虚。

9．B。髋关节后脱位时，患侧下肢呈屈曲、内收、内旋和短缩畸形。

A3/A4 型题

1．B。该患儿肢端感觉、血运好，未见骨折，可首先尝试手法复位。

2．C。复位后，用长臂石膏托固定于屈肘 90°位。前臂用三角巾悬吊于胸前。

3．D。固定时间一般 2～3 周。

三、简答题

1．答：①复位，包括手法复位和切开复位，以手法复位为主。②固定，关节复位后固定于稳定位置 2～3 周。③功能锻炼。

2．答：①畸形：移位的关节端可在异常位置摸到，肢体可变长或缩短。②弹性固定：脱位使患侧肢体处于异常位置，由于关节囊周围韧带及肌肉的牵拉，被动活动时感到有弹性阻力。③关节盂空虚：脱位后查体检查可触到关节盂空虚感。

四、病例分析题

1．答：①最可能的医疗诊断是肘后关节脱位。②诊断依据：外伤史；肘关节弹性固定于半伸直位；尺骨鹰嘴突出于肘后，肘后三角关系改变。

2．答：①该病人可能发生了髋关节后脱位。②处理原则：一般在腰麻或全身麻醉下施行手法复位，尽快在 24 小时内完成。常用提拉法和旋转法。复位后，保持患肢于外展中立位，用持续皮牵引固定患肢 3～4 周。早期应鼓励病人进行患肢肌肉等长收缩锻炼，以后逐渐进行关节的各方向活动锻炼。

（周秀芳　路　潜）

第三十六章 颈椎病病人的护理

测试题

一、名词解释

1. 颈椎病   2. 上肢牵拉试验阳性

二、选择题

【A1/A2 型题】

1. 颈椎病最好发的人群是
    A. 10 岁以下儿童
    B. 10～20 岁青少年
    C. 20～40 岁青壮年
    D. 40～50 岁成年人
    E. 50 岁以上人群

2. 颈椎病发病率最高的类型是
    A. 神经根型
    B. 脊髓型
    C. 椎动脉型
    D. 交感神经型
    E. 混合型

3. 男性，50 岁，近期出现四肢乏力和步态不稳，行走有踩棉花样感觉，易跌倒，肢体麻木，躯干有紧束感。最可能的颈椎病类型是
    A. 神经根型
    B. 脊髓型
    C. 椎动脉型
    D. 交感神经型
    E. 混合型

4. 男性，50 岁，公司职员，工作 1 天后常感到右侧颈肩部持续性酸、胀痛，并向右上肢放射，咳嗽、打喷嚏及活动时加重。体检可见患侧颈部肌肉痉挛，局部压痛，初步诊断为神经根型颈椎病。该病人可出现阳性表现的检查是
    A. 上肢牵拉试验
    B. 拾物试验
    C. "4" 字试验
    D. 托马斯征
    E. 杜加征

5. 男性，58 岁，诊断为脊髓型颈椎病，入院第 2 天行颈椎前路手术，术后病人出现呼吸困难，其原因不包括
    A. 伤口出血
    B. 喉头水肿
    C. 术中损伤脊髓
    D. 引流液过多
    E. 植骨块脱落

6. 男性，55 岁，近 2 个月来经常出现眩晕，头部活动时可诱发或加重，伴有头痛，曾因头晕而跌倒，最可能的颈椎病类型是
    A. 神经根型
    B. 脊髓型
    C. 椎动脉型
    D. 交感神经型
    E. 混合型

7. 男性，45 岁，因颈椎病拟行前路手术，术前指导病人做适应性训练，正确的是
    A. 气管、食管推移训练
    B. 俯卧屈曲位练习

C. 侧卧位练习

D. 颈过伸位练习

E. 腰部垫高练习

8. 颈椎病前路手术后最危急的并发症是

    A. 伤口出血

    B. 颈部肿胀

    C. 呼吸困难

    D. 尿潴留

    E. 便秘

9. 护士对颈椎病病人进行术后出院指导，正确的是

    A. 每天做快速转头运动锻炼

    B. 1 个月后疾病症状可完全消失

    C. 减少颈部活动，尽量保持颈部固定

    D. 枕头高度以头颈部未压上时有一拳高为宜

    E. 适度颈部锻炼，避免过度运动

10. 颈椎病发生的基本原因是

    A. 颈椎间盘退行性变

    B. 发育性颈椎管狭窄

    C. 急性颈部损伤

    D. 颈部肌肉痉挛

    E. 颈椎不稳

【A3/A4 型题】

(1～3 题共用题干)

女性，60 岁，颈肩部疼痛、僵硬，活动时加重；右上肢麻木，感觉过敏。体检：颈部僵硬，向右侧倾斜，活动受限，向左侧活动及头后仰颈部疼痛加剧，并向左上肢放射，左上肢牵拉试验阳性，压头试验阳性，拟行前路手术治疗。

1. 手术后最容易出现呼吸困难的时间是术后

    A. 1～3 天

    B. 4～7 天

    C. 1～2 周

    D. 2～3 周

E. 3 周后

2. 该病人术后护理措施不合适的是

    A. 平卧位，颈部稍前屈

    B. 俯卧屈曲位

    C. 术后戴围领 12 周

    D. 在围领保护下，活动肩关节

    E. 观察有无呼吸困难

3. 行前路手术后应观察病人有无吞咽困难、饮水呛咳等表现，以判断是否损伤

    A. 喉返神经

    B. 喉上神经

    C. 气管

    D. 食管

    E. 喉部

(4～6 题共用题干)

女性，50 岁，今日在全身麻醉醉下行颈前路 $C_{4\sim5}$ 椎间盘切除术，于 11：00 返回病房。病人既往体健，手术及麻醉过程顺利，病人生命体征平稳，伤口敷料干燥，伤口负压引流球无引流液引出。

4. 指导病人术后饮食正确的是

    A. 排气后进食

    B. 禁食、水，6 小时后进流食

    C. 不用禁食、水

    D. 禁食 48 小时

    E. 次日晨开始进普食

5. 术后病人体位正确的是

    A. 佩戴围领，仰卧位

    B. 佩戴围领，头枕毛巾，仰卧位

    C. 俯卧位，4～6 小时后可翻身

    D. 仰卧位，4～6 小时后可翻身

    E. 去枕仰卧位，头偏向一侧

6. 此病人术后应重点评估

    A. 伤口周围血肿情况和呼吸状况

    B. 意识状态

    C. 血压、脉搏

    D. 四肢感觉、运动

    E. 消化道症状

三、简答题

1. 列举颈椎前路手术病人术后出现呼吸困难的原因。

2. 简述颈椎病病人术后如何保护颈部。

四、病例分析题

1. 女性，50 岁，教师，近 2 年来经常出现颈部不适、酸痛感。近日受凉后自觉左颈根部、肩部、上臂疼痛，咳嗽、打喷嚏时加重，来院就诊。体检：颈部僵硬，向右侧倾斜活动受限，向左侧活动及头后仰颈部疼痛加剧，并向左上肢放射，左上肢牵拉试验阳性，压头试验阳性。

请问：①该病人初步诊断可能是何种疾病？②如病人采取颈前路手术治疗，术后如何护理？

2. 男性，45 岁，干部，常年伏案工作。主诉：持续性头晕，头部沉重感，阵发性疼痛 3 年余。近 3 个月来出现头痛、头晕、胸闷、视物模糊、四肢酸软无力、睡眠欠佳，曾因头晕而摔倒。体检：血压正常，神志清楚，颈部僵硬，活动欠自如，颈部肌肉紧张明显，双侧乳突根部、颈椎两侧横突处均有明显压痛。X 线片显示：颈椎生理曲度变直，椎体前缘骨质增生，$C_5 \sim C_6$ 椎间隙明显变窄。脑血流图提示：双侧椎基底动脉供血不足。拟诊为颈椎病。

请问：①该病人是哪种类型的颈椎病？②如采取非手术治疗，可采取哪些措施？③如手术治疗，术前应如何进行适应性训练？

参考答案及解析

一、名词解释

1. 颈椎病：是由于颈椎间盘退行性改变及继发性椎间关节退行性变或颈椎正常生理曲线改变后刺激或压迫脊髓、神经及血管而出现相应的症状和体征。

2. 上肢牵拉试验阳性：上肢牵拉试验又称臂丛牵拉试验。检查者一手扶病人患侧颈部，另一手握患侧腕部外展上肢，双手反向牵引臂丛神经，诱发已经受压的神经根出现放射痛和麻木感。

二、选择题

A1/A2 型题

1. E。颈椎病是由颈椎间盘退行性变所致，随着年龄增长，纤维环和髓核水分减少，髓核发生退变且退变加速，在 50 岁以上人群易发生此病。

2. A。颈椎病分四型：神经根型、脊髓型、椎动脉型和交感型。其中，神经根型发病率占颈椎病的 50%～60%，最多见。

3. B。颈椎间盘突出压迫脊髓时，侧束及椎体束的损害表现最明显，表现为四肢乏力和步态不稳，行走有踩棉花样感觉，易跌倒；肢体麻木；躯干有紧束感。

4. A。颈椎间盘突出压迫神经根时，牵拉患侧上肢，牵引臂丛神经，可诱发受压的神经根出现放射痛和麻木感。

5. D。颈椎病前路手术术后，病人出现呼吸困难的常见原因有：切口内出血、痰液阻塞、喉头水肿、脊髓损伤和植骨块松动脱落压迫气管。引流液过多不会造成气管受压。

6. C。椎动脉型颈椎病因椎—基底动脉受压导致供血不足而引起眩晕、头痛甚至猝倒。

7. A。颈椎间盘突出行前路手术，为防止呼吸困难应在术前3～5天进行气管、食管推移训练。

8. C。颈椎病前路手术后可发生声嘶、饮水呛咳和呼吸困难等并发症。呼吸困难可危及病人的生命，是前路手术最危急的并发症，多发生在术后1～3天。

9. E。颈椎病病人术后应避免颈部损伤，避免突然转头动作，主动加大头颈部活动范围，避免颈部固定在一种姿势时间过长；睡眠时枕头宜中间低两侧高，高度以头颈部压下后与一侧肩宽相平为宜；1个月后疾病症状可能不能完全消失。

10. A。颈椎间盘退行性变是颈椎病发生和发展的最基本原因。其他原因还有发育性颈椎管狭窄、颈部损伤等。

A3/A4 型题

1. A。颈椎病前路手术在术后1～3天可因切口内出血、痰液阻塞、喉头水肿、脊髓损伤和植骨块松动脱落压迫气管而发生呼吸困难，是前路手术最危急的并发症。

2. A。颈椎间盘突出行前路手术，为防止呼吸困难应在术前进行平卧仰伸位练习。

3. B。行前路手术后可损伤喉上神经。喉上神经包括感觉支和运动支，感觉支损伤，喉黏膜失去神经支配可致病人出现饮水呛咳现象。

4. B。颈椎病术后病人禁食、水，6小时后进流食，以减轻咽痛。

5. B。颈椎病术后病人取仰卧位，应头枕毛巾。

6. A。颈椎病前路术后病人应密切观察呼吸情况，且病人此时无引流，应考虑是否有伤口血肿的发生。

三、简答题

1. 答：①切口内出血；②痰液阻塞；③喉头水肿，如术前未做推拉气管练习，术中牵拉过度或持续时间过长，可使气管黏膜受损水肿；④术中损伤脊髓；⑤植骨块松动脱落压迫气管。

2. 答：避免颈部损伤；保持良好颈部姿势；锻炼项背肌。

四、病例分析题

1. 答：①神经根型颈椎病。②体位：颈前路手术的病人术后取平卧位，并维持颈部稍前屈。颈部制动：用围领固定颈部12周或遵医嘱执行；搬运时保护颈部，防止植骨块突出；翻身时，采取轴式翻身法。病情观察：观察生命体征和四肢运动、颈部有无明显肿胀；观察切口敷料有无渗血、引流条或引流管有无脱出、引流是否通畅，一般24～48小时后拔除引流；观察有无声嘶、饮水呛咳和呼吸困难等并发症。功能锻炼：促进脊髓功能恢复，改善血液循环，增强肌肉力量，维持颈椎稳定性。

2. 答：①椎动脉型颈椎病。②心理护理：理解病人的感受，减轻或缓解焦虑、紧张等负性情绪。缓解疼痛：遵医嘱给予局部制动、牵引或理疗等，必要时应用止痛剂。选择和佩戴合适的围领。预防外伤。鼓励自理。③前路手术术前3～5天进行气管、食管推移训练，右手拇指将气管自右向左推过中线，开始为15～20分钟/次，以后逐渐增至30～60分钟/次，并进行平卧仰伸位练习。后路手术练习俯卧位，要求收下颌，胸下垫枕 20～30cm，头部顶书本样硬物，以坚持 3 小时为宜。

（邹继华）

第三十七章　腰椎间盘突出症病人的护理

测试题

一、名词解释

1. 腰椎间盘突出症　　2. 马尾综合征

二、选择题

【A1/A2 型题】

1. 腰椎间盘突出症的好发部位是
   A. $L_{1\sim2}$ 和 $L_5\sim S_1$
   B. $L_{3\sim4}$ 和 $S_1\sim S_2$
   C. $L_{4\sim5}$ 和 $L_5\sim S_1$
   D. $L_{1\sim5}$ 和 $S_1\sim S_2$
   E. $L_1\sim S_1$

2. 腰椎间盘突出症最基本的发病原因是
   A. 椎间盘退行性变
   B. 急性腰扭伤
   C. 慢性腰损伤
   D. 腰椎骨质增生
   E. 椎管狭窄

3. 女性，53 岁，患腰椎间盘突出症半年，有典型坐骨神经痛，外踝附近及足外侧痛、触觉减退，足跖屈力减弱，跟腱反射减弱，其椎间盘突出可能在
   A. $L_{2\sim3}$ 椎间盘
   B. $L_{3\sim4}$ 椎间盘
   C. $L_{4\sim5}$ 椎间盘
   D. $L_5\sim S_1$ 椎间盘
   E. $S_1\sim S_2$ 椎间盘

4. 腰椎间盘突出症病人最早出现的临床表现是
   A. 腰痛
   B. 坐骨神经痛
   C. 下肢麻木感

D. 股神经痛
E. 大、小便功能障碍

5. $L_5\sim S_1$ 椎间盘突出可压迫
   A. L_3 神经根
   B. L_4 神经根
   C. L_5 神经根
   D. S_1 神经根
   E. S_2 神经根

6. 护士指导腰椎间盘突出症术后病人进行直腿抬高练习，其主要目的是
   A. 防止肌萎缩
   B. 防止关节僵硬
   C. 提高肌力
   D. 防止神经根粘连
   E. 早日下床活动

7. 下列腰椎间盘突出症病人中，适于保守治疗的是
   A. 出现足下垂
   B. 合并椎管狭窄
   C. 出现马尾神经损伤
   D. 初次发作症状较轻
   E. 症状明显，影响工作

8. 腰椎间盘突出症病人健康教育中最重要的内容是
   A. 3 个月内避免弯腰与负重
   B. 加强腰背肌锻炼
   C. 一年内不参加重体力劳动
   D. 行走时挺胸收腹，有助于支撑

腰部

  E. 经常卧床休息

【A3/A4 型题】

（1～3 题共用题干）

  男性，50 岁，重体力劳动者。近半年经常感觉腰部不适，酸痛感。受凉后疼痛加重，并有右下肢放射痛，大腿外侧有麻木感，弯腰活动受限，直腿抬高试验阳性。

  1. 病人初步诊断最可能是

   A. 腰肌劳损

   B. 腰椎结核

   C. 腰椎间盘突出症

   D. 强直性脊柱炎

  E. 腰椎管狭窄

  2. 目前最适宜的治疗方法是

   A. 卧硬板床休息 3～4 周

   B. 工作中疼痛加重可用药物止痛

   C. 局部按摩、推拿

   D. 皮质醇激素局部封闭

   E. 急诊手术治疗

  3. 若病人采用手术治疗，护士对其进行健康指导不妥的是

   A. 3 个月内避免弯腰

   B. 日常生活中保持正确姿势

   C. 直腿抬高练习预防神经根粘连

   D. 避免长时间站立或行走

   E. 3 个月后可解除围腰进行正常劳动

三、简答题

1. 简述腰椎间盘突出症病人的术后搬运及翻身要求。

2. 简述腰椎间盘突出症病人术后并发症的观察和护理。

四、病例分析题

  1. 男性，50 岁，因腰痛 5 年，伴右下肢放射痛 1 年就诊。病人自觉下腰部疼痛向臀部、大腿后方、小腿外侧、足背放射，并伴麻木感，当咳嗽、排便或打喷嚏时疼痛加重。体检：L_5～S_1 椎旁 1cm 处压痛明显，腰椎前屈活动受限，直腿抬高试验阳性。CT 扫描显示：L_5～S_1 髓核向右突出。诊断为 L_5～S_1 椎间盘突出症。

  请问：①非手术治疗措施有哪些？②健康教育的内容应包括哪些？

  2. 男性，46 岁，平时喜爱体育运动。1 年前无明显诱因出现腰腿部疼痛及不适感，经过按摩和理疗后病情有些好转。平时运动量大，经常打球。最近 1 个月，腰部疼痛明显，并伴有右下肢疼痛，晨起、晚间及翻身活动时加重，右腿外侧直至足跟处麻木，行走困难。腰部活动受限，夜间睡眠欠佳。体检：第 4、5 腰椎棘突右侧有明显压痛，右腿肌肉轻度萎缩，直腿抬高试验小于 30°。CT 显示 $L_{4～5}$、L_5～S_1 腰椎间盘突出，椎管狭窄，右侧隐窝狭窄，黄韧带肥厚。初步诊断腰椎间盘突出症。

  请问：①该病人可采取哪种方法治疗？②病人目前的主要护理诊断/合作性问题有哪些？③目前护理措施有哪些？

参考答案及解析

一、名词解释

  1. **腰椎间盘突出症**：是由于椎间盘变性、纤维环破裂、髓核突出刺激或压迫神经根或马尾神经引起的一种综合征。

2.马尾综合征：中央型突出的髓核或脱垂游离的椎间盘组织可压迫马尾神经，引起鞍区感觉迟钝，大、小便功能障碍，性功能障碍和双侧大小腿、足跟后侧的感觉迟钝。

二、选择题

A1/A2 型题

1.C。当人直立活动时，各种负荷应力均集中在腰骶段，尤其2个生理弯曲交界处，因此，椎间盘突出多发生在 $L_{4\sim5}$ 和 $L_5\sim S_1$ 间隙。

2.A。椎间盘退行性变是腰椎间盘突出的基本原因。髓核和纤维环内的含水量、胶原等发生改变，使髓核弹性下降，椎间盘变薄、结构松弛，抵抗力下降，容易发生损伤。

3.D。$L_5\sim S_1$ 椎间盘突出导致 S_1 神经根受压，病人有典型坐骨神经痛，外踝附近及足外侧痛、触觉减退，足跖屈力减弱，跟腱反射减弱。

4.A。当椎间盘的纤维环外层和后纵韧带受到突出髓核刺激，即可引起腰部疼痛，这是最早出现的表现。

5.D。$L_5\sim S_1$ 椎间盘突出可压迫 S_1 神经根。

6.D。手术后硬膜周围纤维化和神经根周围粘连，使神经根滑动受限，可再次引起根性坐骨神经痛。术后做直腿抬高练习可预防神经根粘连。

7.D。非手术治疗的目的是使椎间盘突出部分和受刺激神经根的炎性水肿迅速消退，从而减轻或解除刺激或压迫。适用于年轻、初次发作或病程较短；休息后症状可自行缓解；X线检查无椎管狭窄者。

8.A。术后病人3个月内避免弯腰与负重，可避免脊髓受压和刺激。

A3/A4 型题

1.C。腰椎间盘突出症的典型表现为腰部疼痛、下肢放射痛，腰前屈活动受限，直腿抬高试验阳性。

2.A。卧硬板床休息3～4周可减轻腰部承重力，减轻疼痛。

3.E。3个月后神经根水肿消退，脊髓、神经受压解除，血液循环改善，腰部肌肉强壮，可间断佩戴腰围，尤其劳动强度大者，能起到保护作用。

三、简答题

1.答：搬运人员均位于病人一侧，分别托肩背部、腰臀部及下肢，保持病人身体轴线平直，将其平托至床上。另有1人扶持输液肢体。术后平卧硬板床，2小时后开始轴线翻身，至少每2小时一次。翻身时让病人双手交叉胸前，双腿屈曲，然后帮其翻到辅助翻身者一侧。

2.答：术后并发症可有伤口血肿、椎间隙感染和神经根粘连等，应积极观察治疗。若伤口渗血、渗液过多或疼痛加剧，下肢感觉和运动障碍加重，可能为伤口血肿，应及时清除血肿和处理伤口。若术后腰肌痉挛，腰痛加重，直腿抬高试验阳性，伤口无感染征象但有深压痛，血白细胞计数正常或升高，血沉加快，要警惕椎间隙感染可能，及时给予抗生素和局部制动等治疗。为预防神经根粘连，防止肌肉萎缩，手术后24小时开始指导病人做主动或被动直腿抬高练习，5～7天后根据病人情况开始腰背肌练习。

四、病例分析题

1.答：①卧硬板床；物理疗法；骨盆牵引；药物治疗。②保持良好姿势；经常变换体位；避免损伤；增强腰背肌力量；避免弯腰与负重。

2. 答：①该病人诊断明确，经过按摩和理疗后症状可缓解，故应先采用保守治疗，必要时手术减压。②主要护理诊断/合作性问题：急性疼痛、躯体活动障碍、潜在并发症（肌肉萎缩）。③护理措施包括卧床休息、骨盆牵引、功能锻炼、用药和理疗护理等。

（邹继华）

第三十八章　骨与关节感染病人的护理

测试题

一、名词解释

1. 化脓性骨髓炎　　2. 托马斯（Thomas）征　　3. 拾物试验　　4. "4"字试验

二、选择题

【A1/A2 型题】

1. 急性血源性骨髓炎最常见的好发部位是
   A. 脊椎骨
   B. 肱骨干
   C. 桡骨小头
   D. 胫骨干骺端
   E. 髂骨

2. 急性骨髓炎性开窗引流冲洗术后 3 天最主要的护理措施是
   A. 鼓励病人早期活动
   B. 保持引流通畅，快速冲洗
   C. 观察体温变化
   D. 加强饮食护理
   E. 患肢制动

3. 急性血源性骨髓炎病人患肢石膏托固定最主要的目的是
   A. 缓解疼痛
   B. 减轻肿胀
   C. 防止病理性骨折
   D. 减少脓液形成
   E. 防止炎症扩散

4. 急性骨髓炎发病 2 周后，最常见的 X 线表现为
   A. 无变化
   B. 虫蚀状改变
   C. 反应性骨增生
   D. 偏心性溶骨性破坏
   E. 出现 Codman 三角

5. 对诊断急性化脓性骨髓炎最有意义的是
   A. 出现高热、寒战
   B. X 线片显示有骨破坏
   C. X 线片显示有反应性骨增生
   D. 局部脓肿分层穿刺抽出脓液
   E. WBC$>10\times10^9$/L

6. 急性骨髓炎早期的基本病理变化是
   A. 骨质破坏
   B. 死骨、死腔形成
   C. 反应性骨增生
   D. 偏心性溶骨性破坏
   E. 出现窦道

7. 男性，30 岁，腰痛 3 个月，体温 37.9℃，疲乏，夜间盗汗。体检：$L_{1\sim2}$棘突叩击痛。X 线片可见 $L_{1\sim2}$椎体有溶骨性破坏，椎间盘受累，最可能的诊断是
   A. $L_{1\sim2}$椎体巨细胞瘤
   B. $L_{1\sim2}$椎体血管瘤
   C. $L_{1\sim2}$椎体结核
   D. $L_{1\sim2}$化脓性脊柱炎
   E. $L_{1\sim2}$脊柱骨折

8. 女性，18 岁，消瘦，低热、盗汗。体检：脊椎后凸畸形，弯腰动作受限，腹股沟区有肿物，局部无发红、发热表现，穿刺抽出灰白脓液。可能的诊

断为

　A. 骨肿瘤

　B. 脊椎结核

　C. 化脓性脊髓炎

　D. 腹外疝

　E. 髋关节结核

9. 女性，28 岁，诊断为胸椎结核，寒性脓肿形成一般出现在

　A. 腰大肌

　B. 锁骨上窝

　C. 腹股沟

　D. 胸椎旁

　E. 骶前

10. 女性，30 岁，出现腰部疼痛，活动后加重。体检：弯腰活动受限，站立或行走时双手托住腰部，头及躯干后倾。初步诊断为腰椎结核，可出现阳性表现的检查是

　A. 直腿抬高试验

　B. 拾物试验

　C. "4" 字试验

　D. 压头试验

　E. 托马斯（Thomas）征

【A3/A4 型题】

（1～3 题共用题干）

男性，31 岁，2 年前因左小腿外伤行手术治疗，3 个月后伤口处破溃，经常流脓，有时可见排出小的死骨片，在死骨排出后窦道再封闭，炎症逐渐消退，周围皮肤有色素沉着或湿疹样改变。

1. 该病人最可能的诊断是

　A. 左胫骨创伤性关节炎

　B. 左胫骨慢性化脓性骨髓炎

　C. 左胫骨结核

　D. 左胫骨急性血源性骨髓炎

　E. 左膝关节化脓性关节炎

2. 该疾病的基本病理变化是

　A. 以骨皮质破坏为主

　B. 以骨松质破坏为主

　C. 呈偏心性溶骨性破坏

　D. 呈反应性骨增生

　E. 死骨、死腔和窦道为主

3. 若采取手术治疗，不适宜选择的是

　A. 病灶清除术

　B. 局部钻孔引流或开窗减压术

　C. 带蒂肌瓣填塞

　D. 碟形手术消灭死腔

　E. 庆大霉素-骨水泥珠链填塞和二期植骨术

（4～6 题共用题干）

女性，25 岁，3 年前患腰椎结核，采取抗结核药治疗。近一年感到髋部疼痛，活动后加重。体检：腰部及髋关节活动受限，腹股沟区有肿物，局部无红热表现，穿刺抽出灰白色脓液。

4. 该病人最可能的诊断是

　A. 髋关节类风湿性关节炎

　B. 髋关节骨性关节炎

　C. 髋关节肿瘤

　D. 髋关节结核

　E. 髋关节化脓性关节炎

5. 该病人不可能出现的问题是

　A. 截瘫

　B. 间歇性跛行

　C. 病理性髋关节脱位

　D. "4" 字试验阳性

　E. 托马斯征阳性

6. 该病人腹股沟处肿物最可能是

　A. 腹股沟肿瘤

　B. 腹股沟疝

　C. 化脓性脊髓炎

　D. 腹股沟寒性脓肿

　E. 髋关节结核

三、简答题

1. 简述急性化脓性骨髓炎病人局部行灌洗引流的护理措施。

2. 简述骨与关节结核病人的术后护理措施。

四、病例分析题

1. 男性，9 岁，因右下肢胫前疼痛、红肿 2 周入院。半个月前自述左小腿疼痛，走路时加重，去医院检查未见明显异常，未给予特殊治疗。小腿疼痛逐渐加重，并出现红肿、发热、食欲不振，再次就诊。查体：急性病容，T 39.2℃，右小腿中段明显红肿，皮温增高。X 线检查示：骨质破坏，骨膜层状反应，干骺端骨质疏松，骨皮质内、外侧虫蚀状改变，软组织肿胀阴影。

请问：①该患儿初步诊断可能为何种疾病？②应进一步做何种检查确定诊断？③该患儿目前主要的护理诊断/合作性问题有哪些？④如何护理？

2. 男性，20 岁，腰痛 2 月余且逐渐加重，近来盗汗、乏力、活动受限，到医院就诊。体检：T 37.5℃，病人消瘦。腰部检查：L$_{4\sim5}$ 处压痛明显，叩击痛阳性，弯腰活动受限，"拾物试验"阳性。X 线检查：第 4 腰椎上缘骨质明显呈虫蚀样改变，且有周围脓肿形成。

请问：①该病人初步诊断为何种疾病？②该病人采取非手术治疗期间主要护理措施有哪些？

参考答案及解析

一、名词解释

1. 化脓性骨髓炎：是指由化脓性致病菌引起的骨膜、骨质及骨髓的炎症。

2. 托马斯征：病人仰卧，检查者将其健侧髋、膝关节屈曲，使膝部尽可能贴近胸前，患侧下肢不能伸直为托马斯（Thomas）征阳性。

3. 拾物试验：病人捡拾地面上物品时，必须挺腰、屈膝、屈髋、下蹲才能完成，称拾物试验阳性，见于腰椎结核的病人。

4. "4" 字试验：病人仰卧，患侧下肢屈曲、外旋，外踝搭在对侧髌骨上，检查者下压患侧膝部，若病人因疼痛膝部不能接触床面，称为 "4" 字试验阳性，见于髋关节结核的病人。

二、选择题

A1/A2 型题

1. D。长骨干骺端毛细血管网丰富，弯曲成为血管襻，该处血流缓慢，致病菌进入血液循环后易滞留此处。当原发病灶处理不当或机体抵抗力减弱时，致病菌即可繁殖而引发本病。

2. B。急性骨髓炎行局部钻孔引流和开窗减压术后，于骨腔内放置引流管，并向骨腔内连续滴入含有抗生素的冲洗液，每日 1500～2000ml，连续冲洗，减少局部脓性分泌物，控制炎症。

3. C。急性骨髓炎使骨质发生破坏，易发生病理性骨折，石膏托固定起到保护患肢的作用。

4. B。X 线摄片早期无异常发现，2 周后相继出现骨质破坏，骨膜层状反应，干骺端骨质疏松，骨皮质内、外侧虫蚀状改变。

5. D。急性化脓骨髓炎可形成骨膜下脓肿，当脓肿穿破骨膜形成软组织深部脓肿时，分层穿刺可抽出脓液。

6. A。急性骨髓炎的基本病理变化为骨质破坏、骨吸收和死骨形成，同时出现反应性骨质增生。早期以骨质破坏为主，晚期以新生骨增生为主。

7. C。脊柱结核在成年人多见边缘型，病变发生在椎体上缘或下缘，以溶骨为主。在儿童，病灶起于椎体中心部位，以骨质破坏为主。结核分枝杆菌感染可出现低热、疲乏、夜间盗汗等中毒症状。

8. B。脊柱结核病人弯腰活动受限，脓液聚集在腰大肌鞘内，可沿髂腰肌流注到腹股沟部形成寒性脓肿，表现为消瘦、低热、盗汗等慢性中毒症状。

9. D。脊柱结核可形成寒性脓肿，有椎旁脓肿和流注脓肿两种形式，胸椎结核多为椎旁脓肿。

10. B。腰椎结核时弯腰活动受限，头及躯干后倾，使重心后移，以减轻对病变椎体的压力，减轻疼痛；若要拾起地面的东西，需挺腰、屈膝、屈髋、下蹲才能完成，拾物试验为阳性。

A3/A4 型题

1. B。慢性骨髓炎局部可见长久不愈的瘢痕和窦道，窦道流出臭味脓液，有时可排出小的死骨片。窦道封闭，炎症逐渐消退，周围皮肤色素沉着或有湿疹样改变是其主要临床表现。

2. E。慢性骨髓炎的基本病理改变是病灶区内遗留死腔、死骨、窦道形成。

3. B。慢性骨髓炎可采取病灶清除术、带蒂肌瓣填塞、碟形手术消灭死腔、庆大霉素-骨水泥珠链填塞和二期植骨术，而局部钻孔引流或开窗减压术是治疗急性骨髓炎的方法。

4. D。病人有结核病史，且有髋关节疼痛、活动后加重，病变性质应为结核分枝杆菌感染所致。

5. A。髋关节结核病人早期为髋部疼痛，病人可表现为跛行。另外，还可有关节活动受限、"4"字试验阳性、托马斯（Thomas）征阳性。髋关节破坏可发生病理性髋关节脱位。而截瘫是由于脊髓受压所引起的。

6. D。脊柱结核可形成寒性脓肿。腰椎结核脓液聚集在腰大肌鞘内，可沿髂腰肌流注到腹股沟部，形成肿物。

三、简答题

1. 答：妥善接好冲洗管和引流管，冲洗管应高出床面 60～70cm，引流袋应低于患肢50cm，以防引流液逆流；保持冲洗管通畅、引流管处于负压状态，防止管道受压或打折；遵医嘱灌注抗生素溶液，每日 1500～2000ml，术后 24 小时内灌注速度可稍快，以后根据引流液的性质调节灌注的速度；若连续冲洗时间达到 3 周或经冲洗后体温恢复正常、引出液清亮、连续 3 次细菌培养结果阴性，可拔管。

2. ①安置体位，平卧于硬板床上，麻醉作用消失、血压平稳后，再根据病变部位和手术方式调整适当体位；②观察病情，测量生命体征，必要时进行连续心电监护；若发现循环血量不足或气胸表现，及时通知医生，并协助处理；③继续用抗结核药物 3～6 个月，有化脓菌混合感染者继续使用抗生素治疗；④切口护理，观察敷料固定是否牢靠，有无渗血、渗液；切口有无红、肿、热、痛等感染征象；⑤功能锻炼，以防止肌肉萎缩、关节粘连；⑥其他，包括心理护理、休息与制动、加强营养、皮肤护理、生活照料等。

四、病例分析题

1.答：①急性化脓性骨髓炎。②右下肢肿胀部位分层穿刺，抽得脓液即可确诊。③体温过高，急性疼痛，躯体活动障碍，组织完整性受损。④休息与制动；加强营养；遵医嘱给予抗生素；观察病情；对症护理。

2.答：①腰椎结核。②休息与制动；加强营养；遵医嘱给予抗结核药物；病情观察；皮肤护理；功能锻炼。

（邹继华）

模拟试卷及参考答案

第一套模拟试卷

一、名词解释（每题 4 分，共 20 分）

1. 等渗性缺水　　2. 颅内压增高三主征　　3. 反常呼吸　　4. 腹膜刺激征

5. 夏柯（Charcot）三联征

二、选择题（每题 1 分，共 36 分）

【A1/A2 型题】

1. 低钾血症病人最早的临床表现是
   A. 肠麻痹
   B. 肌无力
   C. 心动过缓
   D. 恶心、呕吐
   E. 腱反射减退

2. 女性，45 岁，经鼻胃管行肠内营养支持，灌注饮食时病人最适宜的体位是
   A. 半卧位
   B. 左侧卧位
   C. 右侧卧位
   D. 垫枕平卧位
   E. 去枕平卧位

3. 各种休克共同的病理生理基础是
   A. 血容量减少
   B. 有效循环血量锐减
   C. 心排血量减少
   D. 周围血管阻力改变
   E. 微循环变化

4. 要求胃肠道手术病人术前禁食的主要目的是
   A. 避免影响手术视野
   B. 预防术后腹胀
   C. 预防麻醉中呕吐造成窒息
   D. 促进术后肠蠕动恢复
   E. 防止发生吻合口瘘

5. 硬膜外麻醉中出现全脊髓麻醉的原因是
   A. 麻醉药过量
   B. 麻醉药过敏反应
   C. 穿刺针损伤脊髓
   D. 麻醉药进入蛛网膜下腔
   E. 麻醉药注入过快

6. 女性，75 岁，腹部手术后第 7 天，剧烈咳嗽后突然出现切口全层裂开，目前的处理方法是
   A. 腹带加压包扎
   B. 重新手术缝合
   C. 应用抗生素
   D. 平卧休息
   E. 雾化吸入促进痰液排出

7. 女性，25 岁，因口底、颌下急性蜂窝织炎入院，拟接受局部切开引流治疗，护士在围术期护理过程中应重点观察其
   A. 体温
   B. 尿量
   C. 呼吸
   D. 血压
   E. 神志

8. 患儿，5 岁，体重 25kg，在家玩耍时不慎打翻开水瓶，双下肢被开水烫伤后皮肤出现大水疱，皮薄、疼痛明

显，水疱破裂后创面为红色。该患儿的烧伤面积为

A. 10%

B. 39%

C. 41%

D. 46%

E. 70%

9. 国际 TNM 分期法中的 T 是指

A. 原发肿瘤

B. 浸润程度

C. 远处转移

D. 区域淋巴结

E. 肿块大小

10. 小脑幕切迹疝病人瞳孔变化及肢体瘫痪的特点是

A. 病变同侧瞳孔变化及同侧肢体瘫痪

B. 病变同侧瞳孔变化及对侧肢体瘫痪

C. 病变对侧瞳孔变化及同侧肢体瘫痪

D. 病变对侧瞳孔变化及对侧肢体瘫痪

E. 双侧瞳孔变化及对侧肢体瘫痪

11. 急性硬脑膜外血肿病人典型意识障碍的表现是

A. 短暂昏迷

B. 持续昏迷

C. 中间清醒期

D. 昏迷进行性加重

E. 昏迷程度时重时轻

12. 甲状腺大部切除手术后 24 小时内，最危急的并发症是

A. 甲状腺危象

B. 手足抽搐

C. 声音嘶哑

D. 呼吸困难和窒息

E. 误咽、呛咳

13. 早期乳腺癌最常见的症状是

A. 无痛性肿块

B. 皮肤局限性凹陷

C. 乳头内陷

D. 橘皮样改变

E. 乳头溢血性液

14. 护士巡视病房时发现病人闭式胸膜腔引流管脱出，首先要

A. 立即报告医生

B. 用无菌凡士林纱布、厚层纱布封闭引流口

C. 将脱出的引流管重新插入

D. 给病人吸氧

E. 急送手术室处理

15. 男性，62 岁，肺癌手术后，护士早期协助病人进行深呼吸、有效咳嗽排痰及床上活动，其目的是预防

A. 急性肺水肿

B. 心律失常

C. 支气管胸膜瘘

D. 切口感染

E. 肺不张与肺部感染

16. 食管癌根治术后的病人最重要的护理内容是

A. 心理护理

B. 维持水、电解质平衡

C. 严格控制进食的时间

D. 保持大便通畅

E. 鼓励早期活动

17. 为预防急性腹膜炎并发膈下脓肿，最有效的措施是

A. 禁食

B. 半卧位

C. 胃肠减压

D. 给予大剂量抗生素

E. 早期下床活动

18. 女性，35 岁，骑自行车不慎被汽车撞倒，30 分钟后来到医院，诉腹痛。查体：全腹压痛、反跳痛及肌紧张，腹腔穿刺抽到不凝固血液，应考虑为

A. 肠系膜血肿

B. 实质性脏器破裂

C. 腹膜后血肿

D. 空腔脏器穿孔

E. 误穿入腹内血管

19. 腹股沟斜疝的疝内容物最多见的是

    A. 盲肠

    B. 阑尾

    C. 大网膜

    D. 膀胱

    E. 小肠

20. 门静脉高压症病人行脾切除术后不宜使用的药物是

    A. 支链氨基酸

    B. 维生素 K

    C. 葡醛内酯（肝泰乐）

    D. 抗菌药

    E. 肌苷

【A3/A4 型题】

（21～23 题共用题干）

男性，38 岁，因血栓闭塞性脉管炎入院，准备接受人工血管搭桥手术治疗。

21. 护士在术前指导病人进行患肢护理的内容中正确的是

    A. 每天坚持跑步锻炼

    B. 减少每日吸烟数量

    C. 热水泡脚时先用患足试水温

    D. 可将热水袋放在腹部为患肢取暖

    E. 皮肤有溃疡或感染时可自己涂抹抗生素药膏处理

22. 手术后，护士对病人病情观察的下列内容中，最重要的是患肢

    A. 有无疼痛

    B. 有无伤口感染

    C. 皮肤有无红肿

    D. 是否能正常活动

    E. 动脉搏动是否减弱或消失

23. 护士对病人进行出院指导的内容中正确的是

    A. 最好穿胶底鞋

B. 坚持 Buerger 运动

C. 使用碱性肥皂清洁足部皮肤

D. 可根据自身感觉调整抗凝剂用量

E. 若有出血倾向，应立即服用足量止血药

（24～26 题共用题干）

男性，25 岁，自诉上午 8 点左右开始于上腹及脐周疼痛，位置不定，以后右下腹部开始疼痛，并阵发性加剧。午饭后出现全腹持续性疼痛。体检：T 39.2℃，P 124 次/分，R 19 次/分，BP 105/65mmHg；右下腹压痛、肌紧张、有反跳痛、肠鸣音消失，闭孔内肌试验阳性。WBC 12.5×10^9/L，中性粒细胞比例 82%。腹部 X 线平片可见盲肠扩张和气液平面。行急诊手术治疗，术后第 3 天病人体温为 38.9℃，切口红肿、压痛。

24. 该病人入院时应考虑

    A. 急性单纯性阑尾炎

    B. 急性化脓性阑尾炎

    C. 坏疽性阑尾炎

    D. 穿孔性阑尾炎

    E. 急性胰腺炎

25. 该病人阑尾位置最可能靠近

    A. 盲肠后方

    B. 盲肠前方

    C. 腰大肌前方

    D. 腰大肌后方

    E. 闭孔内肌

26. 该病人术后发生了

    A. 腹腔内出血

    B. 切口感染

    C. 腹腔感染

    D. 盆腔感染

    E. 腹腔脓肿

（27～29 题共用题干）

男性，36 岁，左上腹撞伤后 2 小时入院，面色苍白，四肢厥冷，脉搏细速，血压 80/60mmHg，腹部压痛，叩诊有移动性浊音。

27. 该病人的诊断应考虑

A. 肝破裂

B. 小肠破裂

C. 脾破裂

D. 结肠破裂

E. 胃破裂

28. 目前的处理原则是

    A. 快速补充液体

    B. 积极抗休克同时手术

    C. 输血

    D. 应用升压药物

    E. 应用抗生素

29. 术后病人血压 100/70mmHg，应取何种体位

    A. 半卧位

    B. 平卧位

    C. 俯卧位

    D. 侧卧位

    E. 中凹位

（30～32 题共用题干）

男性，73 岁，因食管癌入院手术治疗，身高 175cm，体重 50kg，HR 85 次/分，R

18 次/分，既往吸烟 50 年，有家族史，平时喜食腌制食品。

30. 食管癌的好发部位是

    A. 食管颈段

    B. 食管上段

    C. 食管中段

    D. 食管下段

    E. 食管腹段

31. 病人术后最严重的并发症是

    A. 出血

    B. 感染

    C. 吻合口瘘

    D. 乳糜胸

    E. 反流性食管炎

32. 此病人出院后 1 个月又出现吞咽不畅，可能的原因是

    A. 反流性食管炎

    B. 幽门梗阻

    C. 肠梗阻

    D. 吻合口狭窄

    E. 吻合口溃疡

三、简答题（每题 6 分，共 24 分）

1. 简述肠内营养支持病人出现腹泻的原因。

2. 简述乳腺癌病人术后预防患侧上肢水肿的措施。

3. 简述出现 TUR 综合征的原因、表现和处理要点。

4. 简述腰椎间盘突出症病人的术后搬运及翻身要求。

四、病例分析题（每题 10 分，共 20 分）

1. 男性，68 岁，因右侧肺癌在全身麻醉下行右侧肺叶切除术，留置胸腔闭式引流。术后当晚，从胸腔引流管中引流出血性液体 200ml，色鲜红。查体：BP 80/50mmHg，R 22 次/分，HR 108 次/分。神志淡漠。

请问：①该病人目前可能出现何种问题？②针对该问题，如何进行护理？

2. 男性，40 岁，因脐周疼痛伴呕吐 5 小时入院。入院前 5 小时由于搬运重物后突然感觉脐周剧痛，大汗淋漓，并伴有呕吐，呕吐物为食物及胃液，在当地医院肌内注射阿托品后疼痛缓解，回家后疼痛持续发作并加剧，呕吐频繁，呕吐物为黄绿色液体，期间排大便 1 次，量少无血，排尿正常，因疼痛无明显缓解而入院。查体：T 36.4℃，P 102 次/分，R 15 次/分，BP 90/60mmHg，急性痛苦病容，神志清，腹平坦。未见肠型及蠕动波，腹式呼吸减弱，脐周压痛明显，叩诊鼓音，听诊肠鸣音亢进，可闻及气过水音。血常规：WBC $18×10^9$/L，N 占 89%。X 线检查示：肠腔黏膜皱襞呈"鱼肋骨刺"状阴影。

请问：①目前主要的护理诊断/合作性问题有哪些？②护理措施有哪些？

第一套模拟试卷参考答案

一、名词解释

1. 等渗性缺水：是外科临床中最常见的缺水类型，又称急性缺水或混合型缺水。水和钠等比例丢失，血清钠在正常范围，细胞外液渗透压可保持正常。

2. 颅内压增高三主征：是指颅内压增高病人出现的头痛、呕吐和视神经乳头水肿三大病征。

3. 反常呼吸：多根多处肋骨骨折病人，胸壁因失去完整肋骨的支撑而软化，吸气时，软化区的胸壁内陷；呼气时，该区胸壁向外凸出，称为反常呼吸。

4. 腹膜刺激征：腹肌紧张、压痛、反跳痛是腹膜炎的重要体征，称腹膜刺激征。

5. 夏柯三联征：当胆道梗阻或继发感染时，病人出现腹痛、寒战高热、黄疸，称为夏柯（Charcot）三联征。

二、选择题

【A1/A2 型题】

1. B	2. A	3. B	4. C	5. D	6. B	7. C	8. B
9. A	10. B	11. C	12. D	13. A	14. B	15. E	16. C
17. B	18. B	19. E	20. B				

【A3/A4 型题】

21. D	22. E	23. B	24. D	25. E	26. B	27. A	28. B
29. E	30. C	31. C	32. D				

三、简答题

1. 答：腹泻的主要原因包括：①营养液输注速度过快或温度过低；②应用高渗性食物；③乳糖酶缺乏者应用含乳糖的营养液；④肠腔内脂肪酶缺乏，脂肪吸收障碍所致；⑤细菌污染营养液；⑥低蛋白血症和营养不良，病人小肠吸收能力下降；⑦同时应用某些治疗性药物。

2. 答：术后病人平卧时患肢取内收位，下方垫枕抬高 $10°\sim15°$，肘关节轻度弯曲，半卧位时屈肘 90°放于胸部，保持功能位与舒适。下床活动时用三角巾将患肢悬吊于胸前，避免患肢下垂过久，加重患肢肿胀。向心性手法按摩患侧上肢，以促进淋巴回流，肿胀严重者可戴弹力袖。护理治疗过程中，避免在患侧上肢进行穿刺抽血、静脉输液、测量血压等操作。

3. 答：行 TURP 的病人术中大量的冲洗液被吸收可使血容量急剧增加，出现稀释性低钠血症，病人可在几小时内出现烦躁、恶心、呕吐、抽搐、昏迷，严重者出现肺水肿、脑水肿、心力衰竭等，称为 TUR 综合征。一旦出现，应遵医嘱给予利尿剂、脱水剂，减慢输液速度，对症处理。

4. 答：搬运人员均位于病人一侧，分别托肩背部、腰臀部及下肢，保持病人身体轴线平直，将其平托至床上。另有 1 人扶持输液肢体。术后平卧硬板床，2 小时后开始轴线翻身，至少每 2 小时一次。翻身时让病人双手交叉胸前，双腿屈曲，然后帮其翻到辅助翻身者一侧。

四、病例分析题

1. 答：①可能出现了内出血。②需加快输血补液速度，遵医嘱使用止血药，同时保持胸腔引流管通畅，定时挤压管道，使胸内积血得以完全排出，必要时做好剖胸探查的准备。

2. 答：①主要护理诊断/合作性问题：疼痛　与肠梗阻有关；潜在并发症　肠绞窄坏死。②护理措施：禁饮食，胃肠减压；半卧位；给阿托品类抗胆碱药，以解除胃肠道平滑肌痉挛，不可随意给吗啡等止痛剂，避免掩盖病情；呕吐的护理；记出入量和合理输液；热敷或按摩腹部；纠正水、电解质紊乱；防止感染和毒血症；严密观察病情。

第二套模拟试卷

一、名词解释（每题 4 分，共 20 分）

1. 休克　　2. 脑震荡　　3. 酒窝征　　4. 腹外疝　　5. 腹膜内型膀胱破裂

二、选择题（每题 1 分，共 36 分）

【A1/A2 型题】

1. 给予水中毒病人 3%～5%氯化钠溶液的目的是
   - A. 增加容量
   - B. 提高细胞外液渗透压
   - C. 增加脱水效果
   - D. 补充钠的不足
   - E. 降低颅内压

2. 男性，76 岁，完全性胃肠外营养病人，营养液滴注后 2 小时出现口渴、头痛、尿多，首要的处理措施是
   - A. 给氧
   - B. 暂停输注
   - C. 通知医师处理
   - D. 应用止痛药物
   - E. 少量饮水以减轻口渴

3. 抗休克的关键性措施是
   - A. 补充血容量
   - B. 纠正酸中毒
   - C. 治疗原发病
   - D. 使用血管活性药物
   - E. 使用糖皮质激素

4. 刷手护士穿好无菌手术衣、戴好无菌手套后，双手应
   - A. 放在胸前
   - B. 放在腹部
   - C. 上举超过肩部
   - D. 下垂
   - E. 放于后背

5. 腰麻后常见的且特殊的并发症是
   - A. 血压下降
   - B. 呼吸抑制
   - C. 头痛

   - D. 尿潴留
   - E. 恶心呕吐

6. 术后病人出现恶心、呕吐最常见的原因是
   - A. 伤口疼痛
   - B. 腹胀
   - C. 肠蠕动增强
   - D. 麻醉反应
   - E. 肠炎

7. 男性，28 岁，前臂急性蜂窝织炎伴全身化脓性感染，需要做血培养及抗菌药敏感试验，其最佳抽血时间是
   - A. 清晨清醒但未起床时
   - B. 高热寒战时
   - C. 发热间歇期
   - D. 静脉滴注抗生素时
   - E. 输入抗生素后

8. 男性，67 岁，大面积烧伤 8 小时，已静脉输液 3000ml，判断其血容量是否补足的简便、可靠的指标是
   - A. 脉搏
   - B. 血压
   - C. 呼吸
   - D. 尿量
   - E. 中心静脉压

9. 给予颅内压增高病人半斜坡卧位的主要目的是
   - A. 有利于改善心脏功能
   - B. 有利于改善呼吸功能
   - C. 有利于颅内静脉回流
   - D. 有利于鼻饲
   - E. 防止呕吐物误入呼吸道

10. 下列关于颅中窝骨折病人的护理错误的是
    A. 禁止腰椎穿刺
    B. 枕部垫无菌巾
    C. 禁忌堵塞鼻腔
    D. 床头抬高 15～30cm
    E. 用抗生素溶液冲洗鼻腔

11. 甲状腺功能亢进术前应用硫氧嘧啶类药物的作用是
    A. 阻止甲状腺激素的合成
    B. 抑制甲状腺激素的释放
    C. 有利于术后康复
    D. 减少甲状腺血运
    E. 使甲状腺变小、变硬

12. 乳腺癌根治术后，为了预防皮下积血积液导致的皮瓣坏死，主要的护理措施是
    A. 引流管持续负压吸引
    B. 伤口加压包扎
    C. 局部用沙袋压迫
    D. 早期限制患侧肩部活动
    E. 穿刺抽吸皮瓣下积液

13. 开放性气胸首先的急求措施是
    A. 充分给氧
    B. 肋间插管引流
    C. 迅速封闭胸壁伤口
    D. 气管插管辅助呼吸
    E. 注射呼吸中枢兴奋剂

14. 全肺切除术后放置胸腔闭式引流的目的是
    A. 重建胸腔负压
    B. 排出积气
    C. 排出积液
    D. 调节两侧胸腔压力
    E. 便于观察病情

15. 男性，56 岁，行食管部分切除、食管胃吻合术后第 5 天，突然出现高热、寒战、呼吸困难、胸痛，白细胞 20×10^9/L，高度怀疑发生了
    A. 肺炎、肺不张

B. 吻合口瘘
C. 吻合口狭窄
D. 乳糜胸
E. 出血

16. 急性腹膜炎病人最重要的症状是
    A. 腹痛
    B. 恶心呕吐
    C. 发热
    D. 脉搏细弱
    E. 血压下降

17. 男性，34 岁，因车祸撞伤腹部，自觉腹痛难忍，伴恶心、呕吐。腹平片提示膈下游离气体，拟诊断为空腔脏器穿孔，有诊断价值的是
    A. 腹膜刺激征
    B. 肠鸣音消失
    C. 腹腔穿刺抽出浑浊液体
    D. 白细胞计数增高
    E. 感染中毒症状

18. 女性，50 岁，因门静脉高压症行分流术，术后 3 天出现嗜睡、烦躁不安、黄疸、少尿等，应考虑
    A. 静脉血栓形成
    B. 膈下脓肿
    C. 肝性脑病
    D. 内出血
    E. 休克

19. 女性，40 岁，胆道手术后，T 管引流 2 周，拔管前先试行夹管 1～2 天，夹管期间应注意观察的内容是
    A. 饮食、睡眠
    B. 腹痛、发热、黄疸
    C. 大便的颜色
    D. 引流口有无渗液
    E. 神志、血压和脉搏

20. 有利于预防下肢静脉曲张发生的行为是
    A. 久站或久坐
    B. 坐时双腿交叉
    C. 穿紧身内裤

D. 减少下肢运动

E. 坚持应用弹力袜或弹性绷带

【A3/A4 型题】

（21～23 题共用题干）

女性，60 岁，颈肩部疼痛、僵硬，活动时加重。右上肢麻木，感觉过敏。体检：颈部僵硬，向右侧倾斜，活动受限，向左侧活动及头后仰颈部疼痛加剧，并向左上肢放射，左上肢牵拉试验阳性，压头试验阳性，拟行前路手术治疗。

21. 手术后最容易出现呼吸困难的时间是术后
    A. 1～3 天
    B. 4～7 天
    C. 1～2 周
    D. 2～3 周
    E. 3 周后

22. 该病人术后护理措施不合适的是
    A. 平卧位，颈部稍前屈
    B. 俯卧屈曲位
    C. 术后戴围领 12 周
    D. 在围领保护下，活动肩关节
    E. 观察有无呼吸困难

23. 行前路手术后应观察病人有无吞咽困难、饮水呛咳等表现，以判断是否损伤
    A. 喉返神经
    B. 喉上神经
    C. 气管
    D. 食管
    E. 喉部

（24～26 题共用题干）

女性，70 岁，不慎跌倒后造成左股骨颈骨折，无法行走，收入院。

24. 其 X 线检查显示远端骨折线与两髂嵴连线的夹角为 60°，说明此骨折属于
    A. 头下型骨折
    B. 经颈型骨折
    C. 基底骨折
    D. 内收型骨折
    E. 外展型骨折

25. 病人受伤的原因是
    A. 直接暴力
    B. 间接暴力
    C. 肌肉牵拉
    D. 骨骼劳损
    E. 病理性骨折

26. 病人患肢的表现是
    A. 外旋缩短畸形
    B. 内收缩短畸形
    C. 外展外旋畸形
    D. 内收内旋畸形
    E. 无明显畸形

（27～29 题共用题干）

女性，38 岁，教师，喜食辛辣食物，每日饮一杯咖啡，平日体健，患痔疮 4 年。近期无痛性便血加重，在排便时间歇滴血，痔核脱出肛门外，排便后需用手才能还纳，还纳后不再脱出。

27. 该病人的病情属于
    A. 内痔第一期
    B. 内痔第二期
    C. 内痔第三期
    D. 内痔第四期
    E. 血栓性外痔

28. 该病人围术期护理正确的是
    A. 术前 3 天禁食补液
    B. 排便时可看报以放松心情
    C. 坐浴时水温以 30℃ 为宜
    D. 禁喝咖啡和饮酒
    E. 术后不可早期活动

29. 在接受痔切除术后，对病人的护理正确的是
    A. 仰卧硬板床
    B. 术后 7 天内每天做一次灌肠
    C. 一旦出现尿潴留应立即导尿
    D. 排便后先伤口换药，然后坐浴
    E. 第一次排便前适当给予止痛药

（30～32 题共用题干）

男性，30 岁，自 5m 高处坠落，1 小时后入院，诉腹痛。查体：腹部有压痛、反跳痛和肌紧张，肠鸣音减弱。P 130 次/分，BP 90/70mmHg。胸部 X 线显示右侧第 9、10 肋骨骨折，右膈肌升高。

30. 该病人最可能的诊断是
    A. 肝破裂
    B. 胰腺破裂
    C. 脾破裂
    D. 结肠破裂
    E. 胃破裂

31. 该病人护理方法不正确的是
    A. 尽量少搬动病人
    B. 注射镇痛药物
    C. 安置平卧位
    D. 禁食、输液
    E. 注射抗生素

32. 该病人术前准备内容不包括
    A. 术前常规禁食
    B. 药物皮肤过敏试验
    C. 术前通便灌肠
    D. 配血、备皮
    E. 常规实验室检查

三、简答题（每题 6 分，共 24 分）

1. 简述低钾血症病人静脉补钾应遵循的原则。
2. 简述脑室引流期间病人的护理。
3. 如何指导病人穿弹力袜及绑弹力绷带？
4. 简述膀胱灌注化疗药的护理要点。

四、病例分析题（每题 10 分，共 20 分）

1. 女性，30 岁，因甲状腺肿大，性情急躁、失眠、怕热、食欲亢进、消瘦、乏力 1 年入院。检查：甲状腺弥漫性肿大，质软，腺体上极血管杂音明显，双手震颤，P 110 次/分，BP 140/80mmHg。诊断为原发性甲状腺功能亢进，准备行甲状腺大部切除术。

请问：①该病人的基础代谢率是多少？②甲状腺功能亢进程度如何？③该病人服用复方碘化钾溶液作术前准备，试述准备成功的标准。

2. 男性，35 岁，钢铁工人，平素喜吃肉食，不喜吃蔬菜，不爱喝水。因打篮球后突发左腰部疼痛，向左下腹及左大腿内侧放射。尿常规示：红细胞每高倍镜下 5 个。KUB 平片示：左肾盂内有一结石，直径约 0.4cm×0.4cm。诊断：左肾结石。

请问：①该病人左肾结石发生的相关因素有哪些？②病人出现疼痛和血尿的原因是什么？③目前主要的治疗原则及护理措施有哪些？

第二套模拟试卷参考答案

一、名词解释

1. 休克：是机体受到强烈有害因素侵袭后，导致有效循环血容量锐减，组织灌注不足引起的以微循环障碍、代谢障碍和细胞受损为特征的病理性综合征，是严重的全身性应激反应。

2. 脑震荡：是最常见的轻度原发性脑损伤。为一过性脑功能障碍，无肉眼可见的神经病理改变。

3. 酒窝征：由于浅层筋膜与皮肤相连，当乳腺癌侵及乳腺间的 Cooper 韧带使之缩短时，会牵拉皮肤，使局部皮肤凹陷，如同酒窝，称之为"酒窝征"。

4. 腹外疝：是指腹腔内组织或脏器连同壁腹膜经腹壁或盆壁的缺损、薄弱处向体表突出者。

5. 腹膜内型膀胱破裂：当膀胱充盈超出耻骨联合至下腹部，下腹部受撞击、踢踏、挤压，出现膀胱破裂，通常伴有腹膜破裂，尿液可流入腹膜腔，此为腹膜内型膀胱破裂。

二、选择题

【A1/A2 型题】

1. B	2. B	3. C	4. A	5. C	6. D	7. B	8. D
9. C	10. E	11. A	12. A	13. C	14. D	15. B	16. A
17. C	18. C	19. B	20. E				

【A3/A4 型题】

21. A	22. B	23. B	24. D	25. B	26. B	27. B	28. D
29. E	30. A	31. B	32. C				

三、简答题

1. 答：①尿量正常：静脉补钾前应先了解肾功能，因肾功能不良可影响钾离子排出，每日尿量需大于 600 ml，或每小时尿量大于 30 ml，才能达到安全静脉补钾。②浓度不高：静脉输液钾浓度不大于 0.3％，禁止静脉直接推注氯化钾，以免血钾突然升高导致心搏骤停。③速度勿快：成人静脉滴注速度每分钟不宜大于 60 滴。④总量限制、严密监测：定时监测血钾浓度，并及时调整每日补钾总量，一般禁食病人每日补钾量为 2～3 g，重症缺钾者 24 小时补钾不宜超过 6～8 g。

2. 答：妥善固定；保持引流通畅；观察并记录脑脊液的颜色、量及性状；维持适当引流速度和量；严格遵守无菌操作原则。

3. 答：①在病人腿部肿胀消退之后，卧床测量踝部和小腿的周径，以及膝下 1 寸（短袜）或腹股沟下 1 寸（长袜）至足底的长度，根据测量结果选择合适的弹力袜。②穿戴前应使静脉排空，以清晨起床前为宜。③弹力绷带包扎从肢体远端开始，逐渐向近端螺旋缠绕。④先将弹力袜从袜口卷到足趾，把脚尖伸入，然后以拇指为导引逐渐向上展开袜筒，使袜子平整无皱褶。⑤松紧以能将一个手指伸入为宜。⑥坚持每日使用或遵医嘱。⑦观察肢端皮肤色泽、感觉和肿胀情况，以判断效果。

4. 答：先插入尿管排空膀胱，再向膀胱内灌注用蒸馏水或等渗盐水稀释的药物，嘱病人保留 2 小时，每 15 分钟以俯卧位、左侧卧位、右侧卧位更换体位，之后排尿。不良反应有发热、膀胱刺激症状、出血性膀胱炎等。灌注后嘱病人多饮水，增加尿量，以减少药物对局部的刺激。

四、病例分析题

1. 答：①基础代谢率为＋59％。②属于中度甲状腺功能亢进。③准备成功的标准是：病人情绪稳定，安静和放松；睡眠好转；体重增加；脉率＜90 次/分，脉压恢复正常；基础代谢率在＋20％以下。

2. 答：①高温环境下工作和生活，饮水少，尿液浓缩；饮食中蛋白质摄入过多、膳食纤维摄入不足。②因结石嵌顿，造成急性梗阻，引起肾盂、输尿管平滑肌强烈蠕动和痉挛，发生肾绞痛；由于结石不大，在肾内移动，损伤肾或输尿管黏膜引起镜下血尿。③目前主要采用非手术治疗措施，多饮水、运动，适当运用药物排石，控制感染和肾绞痛。护理措施：向病人解释疼痛与活动的关系，采用药物和非药物方法控制疼痛，并观察和记录治疗效果。指导病人饮水和运动的意义，指导饮食及药物应用，出现肾绞痛及感染迹象及时就诊。

第三套模拟试卷

一、名词解释（每题 4 分，共 20 分）

1. 外科吸收热（手术热）　　2. 甲状腺危象　　3. 低血糖综合征　　4. 肾挫伤

5. 上肢牵拉试验阳性

二、选择题（每题 1 分，共 36 分）

【A1/A2 型题】

1. 女性，50 岁，高钾血症病人，医嘱给予葡萄糖酸钙静脉推注，其目的是
   - A. 纠正低钙
   - B. 对抗钾对心肌的抑制作用
   - C. 预防抽搐
   - D. 减低毛细血管的通透性
   - E. 提高肌张力

2. 全胃肠外营养支持病人可能发生的最严重的代谢并发症是
   - A. 低血糖
   - B. 脂肪肝
   - C. 肝功能损害
   - D. 高渗性非酮性昏迷
   - E. 高血糖

3. 男性，33 岁，因上消化大出血伴休克入院。经过 6 小时的抢救，现在血压恢复正常，但中心静脉压仍较低。对该病人正确的处理措施是
   - A. 大量补液
   - B. 适量补液
   - C. 使用缩血管药物
   - D. 使用扩血管药物
   - E. 使用强心药物

4. 手术过程中清点核对器械、敷料的时间是
   - A. 手术开始前和准备关体腔前
   - B. 手术进行中
   - C. 手术开始前
   - D. 开始缝合皮肤前
   - E. 手术完毕后

5. 全身麻醉病人完全清醒的标志是
   - A. 能准确回答问题
   - B. 眼球能转动
   - C. 睫毛反射恢复
   - D. 呼吸加快
   - E. 呻吟、躁动

6. 手术后病人出现腹胀的最主要原因是
   - A. 细菌代谢产生气体
   - B. 血液内的气体弥散到肠腔内
   - C. 胃肠功能受到抑制
   - D. 组织代谢产生气体
   - E. 术后咽下大量空气

7. 男性，16 岁，被生锈贴片划伤后来院就诊，为了预防破伤风，医生处理伤口时应使用的冲洗溶液为
   - A. 3％碘酊
   - B. 10％硝酸银溶液
   - C. 5％生理盐水
   - D. 3％过氧化氢溶液
   - E. 75％乙醇

8. 某化工厂工人，操作中不慎被浓硫酸烧伤头颈和双手，其烧伤的面积为
   - A. 9％
   - B. 11％
   - C. 15％
   - D. 18％
   - E. 21％

9. 脑室引流术后病人引流管护理方法不妥的是
   - A. 每日引流量以不超过 500 ml 为宜
   - B. 定时无菌生理盐水冲洗
   - C. 观察并记录引流液的量、性状
   - D. 妥善固定引流管

E. 引流管开口高于侧脑室平
面10～15 cm

10. 观察颅脑损伤病人时，提示为急性
颅内压增高早期表现的是
A. 脉快，呼吸急促
B. 脉快，血压降
C. 脉快，血压高
D. 脉慢，呼吸慢，血压高
E. 脉慢，血压低

11. 女性，23岁，甲状腺功能亢进病人，
医嘱给予丙硫氧嘧啶口服，护士应
告诉该病人用药后需要及时报告的
情况是
A. 咽痛，发热
B. 痛经，月经量过多
C. 便秘，腹胀
D. 尿量增多
E. 皮肤瘙痒

12. 女性，48岁，因左侧乳房肿块、乳
头内陷就诊，诊断为乳腺癌。病人
出现乳头内陷是因为癌肿
A. 堵塞皮下淋巴管
B. 侵犯 Cooper 韧带
C. 与皮肤粘连
D. 侵犯乳导管
E. 与胸肌相连

13. 张力性气胸现场急救的措施是
A. 立即进行胸膜腔排气减压
B. 迅速封闭胸壁伤口
C. 清创
D. 气管切开
E. 加压吸氧

14. 肺癌病人出现一侧眼睑下垂、瞳孔
缩小、眼球内陷、额部与胸部少汗
的原因是
A. 动眼神经受压
B. 交感神经受压
C. 喉返神经受压
D. 上腔静脉受阻
E. 肋间神经受压

15. 食管癌病人最常见和最典型的症
状是
A. 进食时的轻微哽噎感
B. 食物通过时的停滞感或异物感
C. 胸骨后疼痛
D. 进行性吞咽困难
E. 呕吐和误吸

16. 急性腹膜炎病人采用胃肠减压的作
用不包括
A. 防止胃出血
B. 减轻腹胀
C. 改善胃肠壁的血供
D. 促进胃肠功能恢复
E. 减少消化道内容物流入腹腔

17. 男性，28岁，因车祸撞伤右上腹部，
其表现有腹腔内出血症状，同时伴
有明显的腹膜刺激征，考虑是
A. 脾破裂
B. 肝破裂
C. 肾破裂
D. 胃穿孔
E. 胆囊穿孔

18. 幽门梗阻病人的术前护理中可减轻
胃黏膜水肿的主要措施是
A. 术前禁食
B. 营养支持
C. 口腔护理
D. 术前3日温盐水洗胃
E. 纠正水、电解质、酸碱失衡

19. 男性，60岁，因肝硬化门静脉高压
行脾切除加断流术，术后第10天突
然出现剧烈腹痛、腹胀，应首先考
虑为
A. 粘连性肠梗阻
B. 腹腔感染
C. 肠系膜血栓形成
D. 胃肠道穿孔
E. 肠扭转

20. 女性，58岁，剑突下持续性疼痛6
小时，伴寒战高热、黄疸，急诊行

胆囊切除、胆总管探查、T管引流术，术后观察病人排便情况最主要的目的是

A. 判断病人胆总管通畅情况

B. 判断病人肠功能恢复情况

C. 及时发现病人有无胃肠道出血

D. 判断病人术后饮食恢复是否合适

E. 判断病人对脂肪消化和吸收的能力

【A3/A4 型题】

（21～23 题共用题干）

男性，8 岁，左手掌着地后，出现肘部肿痛，肘关节主动活动功能丧失。查体：左肘关节及前臂明显肿胀、压痛，畸形，手部皮肤苍白、皮温低、麻木，桡动脉搏动弱，肘后三角关系正常。

21. 此病人可能存在

A. 肘关节脱位

B. 肱骨干骨折

C. 肱骨髁上骨折

D. 桡骨小头骨折

E. 掌骨骨折

22. 为确定病变性质，可进行

A. 采血化验

B. B超检查

C. CT 扫描

D. 磁共振成像

E. X 线摄片

23. 首选的处理方法是

A. 石膏固定

B. 手法复位

C. 皮肤牵引

D. 夹板固定

E. 手术治疗

（24～26 题共用题干）

女性，63 岁，早期肝癌，拟行肝叶切除术。

24. 术前肠道准备时，护士应选择的方法是

A. 术前 2 天酸性液灌肠

B. 术前 2 天碱性液灌肠

C. 术前 1 天酸性液灌肠

D. 术前 1 天碱性液灌肠

E. 不灌肠

25. 术后 2 天病情平稳，病人适宜的体位是

A. 侧卧位

B. 半卧位

C. 头高足低位

D. 俯卧位

E. 不必限制体位

26. 术后指导病人避免过早活动的目的是

A. 保存体力

B. 减少能量消耗

C. 利于有效引流

D. 利于肝细胞再生

E. 避免肝断面出血

（27～29 题共用题干）

男性，25 岁，胃穿孔并发弥漫性腹膜炎，手术后 6 天出现发热、寒战、右上腹疼痛，伴有呃逆。

27. 此病人首先考虑诊断为

A. 切口感染

B. 门静脉炎

C. 膈下脓肿

D. 肝脓肿

E. 肠粘连

28. 为明确诊断，最简便、常用的方法是

A. 诊断性穿刺

B. 腹部 X 线检查

C. CT 检查

D. B 超检查

E. 实验室检查

29. 若穿刺抽出脓液，有效而彻底的处理方法是

A. 大量应用抗生素

B. 增加营养

C. 补充水、电解质

D. 定位切开引流

E. 输入新鲜血液

（30～32 题共用题干）

男性，58 岁，胸痛、痰中带血丝 3 月余，胸部 X 线片示右肺上叶有一不规则肿块阴影。既往有结核病史。拟诊肺癌。

30. 为明确诊断最重要的检查是

A. CT

B. MRI

C. 痰细胞学检查

D. 纤维支气管镜

E. 癌相关抗原检查

31. 该病人入院后 1 周在全身麻醉下行

右上肺叶切除术，术后第一天最适宜的体位是

A. 平卧位

B. 左侧卧位

C. 右侧卧位

D. 头低脚高卧位

E. 半卧位

32. 术后 24 小时内最常见的并发症是

A. 肺炎

B. 肺不张

C. 出血

D. 心脏并发症

E. 支气管胸膜瘘

三、简答题（每题 6 分，共 24 分）

1. 简述预防术后下肢静脉血栓形成的方法。

2. 试述甲状腺功能亢进术前应用复方碘化钾溶液的原理、目的及方法。

3. 简述影响骨折愈合的因素。

4. 简述急性化脓性骨髓炎病人局部行灌洗引流的护理措施。

四、病例分析题（每题 10 分，共 20 分）

1. 男性，67 岁，胃溃疡 19 年，反复出现上腹不适、腹胀、食欲减退 4 个月，近 1 个月腹痛加重，进食明显减少，体重下降 5kg。胃镜检查示胃窦癌。给予胃癌根治术、毕Ⅱ式吻合。术后 2 周病人在进食流食后约半小时突然出现心慌、出汗、面色苍白、恶心、呕吐、腹泻。

请问：①该病人出现了何种问题？②出现该问题的原因是什么？③如何预防和处理此类问题？

2. 男性，45 岁，头痛 8 个月，用力时加重，多见于清晨及晚间，常伴有恶心，有时呕吐。经 CT 检查诊断为颅内占位性病变、颅内压增高，为行手术治疗入院。入院后第 3 天，因便秘、用力排便，突然出现剧烈头痛、呕吐、右侧肢体瘫痪，随即意识丧失。体检：BP 150/88mmHg，R 16 次/分，P 56 次/分。左侧瞳孔散大，对光反应消失。

请问：①病人目前出现何种问题？为什么？②应如何解决此类病人便秘问题？③目前的急救护理措施有哪些？

第三套模拟试卷参考答案

一、名词解释

1. 外科吸收热：由于手术创伤的反应，术后病人体温可略升高，变化幅度在 0.5～1℃，一般不超过 38℃，称为外科手术热。术后 1～2 天可逐渐恢复正常，不需特殊处理。

2. 甲状腺危象：是为甲状腺功能亢进的严重并发症，多发生在术后 12～36 小时内，原因尚不清楚，可能与术前准备不充分、甲状腺功能亢进症状未得到有效控制即仓促手术以及手术应激有关。主要表现为高热（＞39℃）、寒战、脉快而弱（＞120 次/分）、大汗、烦躁不安、谵妄，甚至昏迷，常伴有呕吐和水泻。

3. 低血糖综合征：又称晚期倾倒综合征。胃大部切除术者餐后 2～4 小时后，出现心慌、眩晕、无力、出汗、手颤、嗜睡，甚至发生虚脱，稍进饮食或糖类即可缓解，称为低血糖综合征。其原因是食物过快进入空肠，葡萄糖过快吸收，血糖一过性升高，刺激胰腺分泌过多的胰岛素，而发生反应性低血糖所致。

4. 肾挫伤：是指肾包膜及肾盂黏膜均完整，损伤仅局限于部分肾实质，出现肾瘀斑和（或）包膜下血肿，临床上最多见。

5. 上肢牵拉试验阳性：上肢牵拉试验又称臂丛牵拉试验。检查者一手扶病人患侧颈部，另一手握患侧腕部外展上肢，双手反向牵引臂丛神经，诱发已经受压的神经根出现放射痛和麻木感。

二、选择题

【A1/A2 型题】

1. B	2. D	3. B	4. A	5. A	6. C	7. D	8. B
9. B	10. D	11. A	12. D	13. A	14. B	15. D	16. A
17. B	18. D	19. C	20. A				

【A3/A4 型题】

21. C	22. E	23. E	24. C	25. B	26. E	27. C	28. A
29. D	30. D	31. E	32. C				

三、简答题

1. 答：①术后早期鼓励病人进行床上或床下活动，多进行下肢屈伸活动。②血液高凝者口服阿司匹林、复方丹参片，静脉给低分子右旋糖酐，或用小剂量肝素抗凝，预防血栓形成。③保护性使用静脉血管，输液时严格无菌操作；若有静脉损伤，尽可能不在患肢输液。

2. 答：碘剂的作用是抑制蛋白水解酶，减少甲状腺球蛋白的分解，从而抑制甲状腺激素的释放，并能使腺体缩小、变硬，减少充血，有利于手术。常用复方碘化钾溶液，每日 3 次，口服，第 1 日每次 3 滴，第 2 日每次 4 滴，以后逐日每次增加 1 滴至每次 16 滴止，然后维持此剂量，直至达到准备标准。碘剂可加入牛奶、饮料中，并用吸管饮用，或滴到小块面包、馒头上一起吞服，以减少碘液的不良味道和对黏膜的刺激及牙齿的损害。

3. 答：①全身因素：年龄、健康状况；②局部因素：血液供应、软组织损伤程度、骨折断端接触面、软组织嵌入、感染；③治疗方法：反复多次手法复位、固定不确切、过早或不恰当的功能锻炼等均可影响骨折愈合。

4. 答：妥善接好冲洗管和引流管，冲洗管应高出床面 60～70cm，引流袋应低于患肢 50cm，以防引流液逆流；保持冲洗管通畅、引流管处于负压状态，防止管道受压或打折；遵医嘱灌注抗生素溶液，每日 1500～2000ml，术后 24 小时内灌注速度可稍快，以后根据引流液的性质调节灌注的速度；若连续冲洗时间达到 3 周或经冲洗后体温恢复正常、引出液清亮、连续 3 次细菌培养结果阴性，可拔管。

四、病例分析题

1. 答：①该病人可能出现了早期倾倒综合征。②由于胃大部分切除后丧失了幽门括约肌的正常作用，食物排空过快，特别是高渗食物突然进入空肠，将大量细胞外液吸收到肠腔，使循环血量骤然减少，同时使肠腔膨胀，释放 5 - 羟色胺，肠蠕动增快，腹腔神经受刺激。③告知病人应少量多餐，避免甜的过热流质。进餐后平卧 10~20 分钟，多数半年至 1 年自愈。极少数长期不缓解者，可行手术治疗。

2. 答：①病人可能出现了左侧小脑幕切迹疝。因为颅内压的变化与颅腔容积之间呈指数关系，该病人颅内压增高达 8 个月，因机体本身的代偿作用，能够对颅内压的变化有一定的适应，但这种调节功能存在一个临界点，当颅内容积的增加超过该临界点后，即使是因用力排便、腹内压增高，导致颅内压力轻微的骤升这样的微小变化，也可引起颅内压急骤上升，而导致致命的脑疝。②便秘处理：可以鼓励病人多吃蔬菜和水果，并可口服缓泻剂以防止便秘。若已有便秘发生，可使用开塞露或低压小剂量灌肠，必要时戴手套掏出粪块，但不可高压灌肠。③急救处理：快速静脉输入强力脱水剂，并观察脱水效果。保持呼吸道通畅，对呼吸功能障碍者行人工辅助呼吸。密切观察呼吸、心跳、瞳孔变化。紧急做好术前准备。